ENQUÊTE SCIENTIFIQUE

SUR LES

VÉGÉTARIENS DE BRUXELLES

LEUR RÉSISTANCE A LA FATIGUE ÉTUDIÉE A L'ERGOGRAPHE
LA DURÉE DE LEURS RÉACTIONS NERVEUSES
CONSIDÉRATIONS ÉNERGÉTIQUES ET SOCIALES

PAR

Mlle LE Dr J. IOTEYKO & Mlle VARIA KIPIANI
CHEF DE LABORATOIRE A L'UNIVERSITÉ DE BRUXELLES — CANDIDATE EN SCIENCES

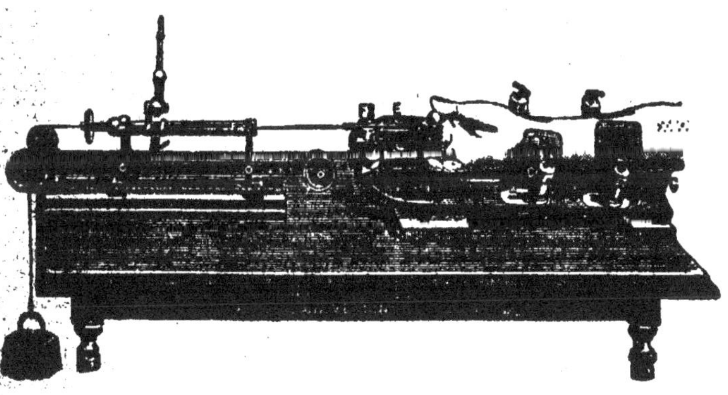

Prix : 1 fr. 50

1907

BRUXELLES
Henri LAMERTIN, Editeur-Libraire
20, rue Marché-au-Bois, 20

PARIS (IIIe)
Société Végétarienne de France
24, rue Charlot, 24

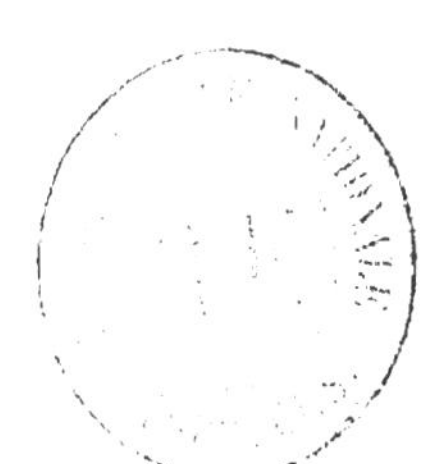

Enquête scientifique sur les Végétariens de Bruxelles

Enquête Scientifique

SUR LES

Végétariens de Bruxelles

Leur résistance à la fatigue étudiée à l'ergographe.
La durée de leurs réactions nerveuses. — Considérations énergétiques et sociales.

PAR

Mlle LE Dr J. IOTEYKO ET Mlle VARIA KIPIANI
Chef de laboratoire à l'Université de Bruxelles — *Candidate en Sciences*

Conférence donnée à la SOCIÉTÉ VÉGÉTARIENNE DE BELGIQUE, *le 4 décembre 1906.*

L'histoire de l'alimentation a passé par trois phases. Dans la première période, on se guidait dans le choix de la nourriture uniquement par l'instinct et aussi un peu par l'expérience acquise, mais sans avoir aucune notion d'une ration alimentaire quelconque. Dans la seconde période est venue la notion de la ration alimentaire; on a formulé les règles de diététique en se basant en premier lieu sur des expériences de laboratoire et ensuite sur des enquêtes faites sur les grandes masses. Mais ce qui caractérise cette époque, c'est qu'elle s'est préoccupée presque exclusivement de la teneur des aliments en principes nutritifs.

Enfin, dans la troisième phase, à peine éclose, et qui est celle de l'avenir, on se préoccupe non seulement de la teneur des aliments en principes nutritifs, mais on scrute soigneusement l'aliment afin de reconnaître si, à côté de ses principes nutritifs, il ne renferme pas quelque poison dangereux; non pas seulement un de ces poisons qui tuent à brève échéance, mais aussi et surtout un de ceux qui agissent à la longue et tuent insidieusement. L'hygiène alimentaire moderne est même capable de rejeter complètement de l'alimentation certains aliments réputés parmi les meilleurs, si on s'aperçoit qu'avec la sève entretenant la vie ils infusent dans l'organisme les éléments de la mort. En envisageant les choses à ce point de vue, on voit immédiatement que la question de l'alcool est jugée depuis longtemps. Même s'il était reconnu que l'alcool est un aliment, c'est un aliment-poison, et il doit disparaître de l'alimentation. Mais la chimie alimentaire a bien d'autres aliments-poisons à juger, où la décision à prendre paraissait beaucoup plus difficile !

La viande elle-même, qui semblait être le type des aliments fortifiants, renferme des poisons en quantité telle qu'il est d'intérêt social de mettre en garde contre son abus et même contre son usage. D'ailleurs, la viande n'a pas toutes les vertus nutritives qu'on avait cru pouvoir lui reconnaître, et l'erreur est due à son action excitante qui a donné le change pendant très longtemps, ainsi que le fait s'est produit avec l'alcool.

Actuellement, toute la pathologie est dominée par la théorie des intoxications; c'est une notion qui est d'une importance énorme dans la chimie de l'alimentation. Il est vrai que les plus terribles poisons se trouvent contenus dans le régne végétal; aussi il y a des végétaux dont l'usage est interdit depuis longtemps. Mais on a une idée assez simpliste du pouvoir toxique en toxicologie. Sont reconnus toxiques, les corps qui déterminent la mort à bref délai et, s'ils ne tuent pas, qui endommagent gravement et rapidement l'organisme, en produisant la dégénérescence des organes. Mais il existe des poisons à action insidieuse et qui par cela même sont plus redoutables, car il a fallu des siècles pour apprendre à les connaître. A ces poisons appartiennent ceux qui sont contenus dans la viande. On comprend, dès lors, les paroles attribuées à Senèque et répétées par Flourens : « L'homme ne meurt pas, il se tue ! »

Si puissamment doué que soit l'homme dans sa lutte contre les poisons, on est bien obligé de constater que ses défenses naturelles se montrent insuffisantes, — les affections du foie, des reins et d'autres organes de destruction et d'élimination des poisons en sont la meilleure et l'irrévocable preuve.

Tous les efforts de la thérapeutique moderne n'ont d'autre but que celui de désintoxiquer l'organisme : bains d'air, de soleil, bains électriques, massage, électricité, hydrothérapie, etc. Ceci explique pourquoi même des empiriques ont remporté quelquefois de grands succès auprès de leurs malades, en instituant des cures de désintoxication au moyen des procédés naturels, qui étaient venus remplacer les procédés inefficaces de l'ancienne pharmacopée.

Les animaux carnivores possèdent des moyens de défense que ne possède pas l'homme. Ils peuvent se nourrir indéfiniment de viande, dit Armand Gautier (1), et se passer de végétaux, grâce à

(1) A. Gautier. *L'Alimentation et les Régimes*, 1904, p. 9.

l'aptitude qu'ils ont de transformer en ammoniaque une quantité notable de leurs aliments azotés et d'alcaliniser ainsi leur sang. Mais l'homme ne possède cette faculté qu'à un bien faible degré.

La majorité des hommes sont des *intoxiqués*, la thérapeutique moderne le démontre à chaque instant, et parmi les sources d'intoxication, l'une des plus importantes est l'*alimentation*. Enfin, parmi les intoxications alimentaires, l'une des plus importantes est celle qui est due à l'*usage de la viande*, et non seulement à l'usage de la viande de mauvaise qualité, provenant d'animaux malades ou surmenés, ou de la viande dite faisandée, mais aussi de la viande de toute première qualité et de la meilleure provenance.

Si les interdictions alimentaires sont d'origine ancienne, la question, il faut le dire, n'entra que récemment dans le domaine scientifique.

Et même aujourd'hui, seul le *végétarisme thérapeutique* est connu des médecins, qui le prescrivent dans beaucoup de maladies (diète *lacto-végétarienne*). Mais, quand on examine les maladies que l'on guérit par le végétarisme, on s'aperçoit que ce sont des maladies dites *évitables* (extinguibles), et qu'on pourrait les prévenir grâce au régime végétarien appliqué d'avance. Ces maladies, nous n'avons pas besoin de le rappeler, sont avant tout le triste apanage de la *diathèse arthritique*.

On voit, dès lors, toute l'importance du *végétarisme hygiénique et physiologique*. Cette doctrine a été agitée par bon nombre d'auteurs, mais elle n'éveilla pas tout l'intérêt qu'elle mérite à cause des idées préconçues. Et il a fallu, pour l'imposer à l'attention générale, la largeur d'esprit d'un savant tel qu'Armand Gautier, qui, sans être végétarien lui-même, vante les bons effets du régime végétarien et le considère comme très recommandable. Voici ses paroles (1) :

« Le régime végétarien, mitigé par l'adjonction du lait, de la graisse, du beurre, des œufs, a de grands avantages : il alcalinise le sang, accélère les oxydations, diminue les déchets organiques et les toxines; il expose beaucoup moins que le régime ordinaire aux maladies de la peau, à l'arthritisme, aux congestions des organes internes. Ce régime tend à faire de nous des êtres pacifiques et non pas aggressifs et violents. Il est pratique et rationnel. »

Nous n'allons pas dans cette conférence rappeler tous les arguments déjà très nombreux qu'on a émis pour appuyer l'idée de la doctrine végétarienne; vous connaissez tous l'activité des sociétés végétariennes, lesquelles, en dehors de tout esprit de secte, poursuivent, avec grand succès, la réalisation des principes d'une réforme alimentaire qui s'impose. Elles ont des médecins à leur

(1) *Loc. cit.*, p. 396.

tête, la Société végétarienne de France étant présidée par le docteur Jules Grand, la Société végétarienne de Belgique étant présidée par le Dr Ernest Nyssens, qui a bien voulu nous faire l'honneur de nous inviter à prendre la parole dans cette réunion.

Nous avons à vous entretenir des résultats d'une enquête faite sur un certain nombre de végétariens de Bruxelles; bien que n'étant pas végétariennes au moment où nous avions commencé ces recherches, il nous a paru vivement intéressant d'examiner la force musculaire, la résistance à la fatigue, la durée des actes psychiques, au moyen de procédés de laboratoire, chez un certain nombre de personnes alimentées sans viande. Nous nous sommes adressées aux végétariens de Bruxelles, qui ont bien voulu nous offrir leur concours. Notre conviction s'est donc formée petit à petit, à mesure que nous avancions dans notre étude. Les principaux résultats de cette enquête ont déjà été communiqués au Ier Congrès international d'hygiène alimentaire, tenu à Paris en novembre 1906 (1).

Mais avant d'exposer les résultats de nos expériences personnelles sur les végétariens de Bruxelles, il importe de faire remarquer que les progrès récents de la *physiologie*, de la *chimie* et de la *clinique* ont mis en relief certains faits d'une importance capitale, faits qui se trouvent strictement liés entre eux et qui, découverts la plupart du temps par des non-végétariens, sans aucune idée préconçue, possèdent une haute valeur probante pour appuyer la doctrine végétarienne. Ces faits principaux sont au nombre de trois.

I. — On a été amené a réduire considérablement la ration d'albumine. Cette diminution est très sensible pour le *régime d'entretien.* Quant au *régime d'activité,* il doit être exempt d'albumines. (Chauveau.)

En clinique, la fameuse parole de Bouchard caractérise très bien la règle à suivre : « Je ne veux point qu'on fasse du travail musculaire avec de la viande!... Les médecins sont coupables de cette grande erreur... C'est à eux, au contraire, qu'il appartiendrait de faire connaître la vérité et de montrer quel abus on fait des viandes et quel préjudice il en résulte, non seulement pour la richesse publique, mais pour la santé publique! »

Or, la diminution de la ration d'albuminoïdes, bien que n'étant pas une condition essentielle du végétarisme (beaucoup de végétaux renferment plus d'albumine que la viande), en facilite beaucoup le côté pratique. Car il devient inutile d'introduire dans l'estomac l'énorme quantité d'aliments végétariens qu'on avait cru nécessaire pour entretenir la vie. Quelques naïfs confondent les végétariens

---

(1) J. Ioteyko et V. Kipiani. *Etude physiologique sur les végétariens.* (Rapport présenté au Ier Congrès international d'hygiène alimentaire. Paris, novembre 1906, brochure de 102 pages.)

avec les herbivores. L'erreur est profonde, car les végétariens ont la faculté de s'alimenter au moyen des produits végétaux les plus riches en albumine, et même quelques produits animaux non toxiques sont autorisés (lait, fromage, etc.).

Les dangers de la suralimentation azotée ont été aujourd'hui bien mis en relief par les physiologistes et les cliniciens ; c'est la suralimentation qui est une des causes les plus importantes de la diathèse arthritique. (PASCAULT.)

II. — En second lieu, il convient de citer les travaux chimiques d'EMILE FISCHER sur la constitution des *purines*. Toutes les substances albuminoïdes ne donnent pas les mêmes produits de décomposition. Parmi ces substances, les *nucléines* sont caractérisées par la présence dans leurs produits d'hydrolyse de *bases puriques*, autrement dit de *leucomaïnes xanthiques*, telles que la *xanthine*, l'*hypoxanthine*, l'*adénine*, la *guanine*. Tous ces corps se rattachent à un même noyau qu'il a désigné sous le nom de *purine*.

Ce savant a démontré la parenté de la xanthine avec la *caféine* et la *théobromine*, ainsi que les rapports étroits qui relient tous ces corps avec l'*acide urique*. Tous ces corps renferment le noyau purique. L'acide urique est de la *trioxypurine*.

Quelle est l'origine et le lieu de formation dans l'organisme animal des bases puriques qui, comme on vient de le voir, proviennent de la décomposition des nucléines. L'origine en est double; l'une *endogène*, c'est-à-dire provenant de la vie de nos tissus, et l'autre *exogène*, c'est-à-dire provenant de l'alimentation. Cette dernière quantité peut varier dans de très larges limites suivant la qualité des aliments ingérés.

Prenons pour témoin la quantité des purines éliminées par les urines. HESS et SCHMOLL ont montré que l'albumine exempte de nucléines peut être ajoutée à la ration alimentaire normale sans augmenter la proportion d'acide urique et des autres bases puriques. Par contre, l'ingestion du *thymus*, riche en nucléines, et particulièrement en nucléines leucocytaires, surélève considérablement le taux de l'excrétion purique et peut même le doubler. Les substances alimentaires peuvent être classées dans l'ordre suivant par rapport à la quantité de purines qu'elles produisent : *thymus, pancréas, foie, chair musculaire, œuf, lait, pommes de terre, pain blanc, riz, salade, choux*.

Dans cette liste, les derniers termes contiennent des quantités insignifiantes de purines.

En résumé, les bases puriques ont pour origine essentielle les nucléines de l'alimentation, et ces nucléines se trouvent dans les *albumines animales*.

Il y a donc une différence essentielle au point de vue alimentaire entre les *albumines animales* et les *albumines végétales* : *les premières renferment des purines, les secondes n'en renferment pas.*

Cette affirmation peut être maintenue dans toute sa rigueur, car elle présente un cachet de généralité suffisamment grand.

Il est vrai que des traces de purines se retrouvent partout, mais ceci ne peut intéresser que la chimie et ne présente aucune importance en physiologie. Il est vrai aussi que, parmi les substances d'origine animale, le *lait* (et ses dérivés) est presque exempt de purine et se comporte comme un aliment d'origine végétale; mais il ne pourrait en être autrement, vu que le lait est l'aliment naturel des nouveaux-nés! Il est vrai, enfin, que certaines substances végétales, comme le *café*, le *thé*, le *cacao*, renferment des purines, mais il ne faut pas perdre de vue que la valeur alimentaire de ces substances est presque nulle et que c'est à titre d'excitants qu'elles sont entrées dans l'alimentation. L'interdiction de ces excitants ne peut donc avoir aucune importance pour la chimie alimentaire.

En résumé, malgré ces quelques exceptions, le problème se pose très nettement, et c'est AUX ALBUMINES VÉGÉTALES QU'IL FAUT ACCORDER LA PRÉFÉRENCE DANS L'ALIMENTATION DE L'HOMME.

III. — Les travaux cliniques d'ALEXANDRE HAIG sont en concordance parfaite avec les travaux précédents. Ils montrent que la diathèse arthritique se constitue de toutes pièces, même chez les gens bien portants, quand on ingère les aliments contenant de l'acide urique ou ses générateurs (corps qu'on peut appeler *purines* d'une façon générale); tels sont : les viandes, les œufs, le thé, le café, le cacao, les légumineuses, les champignons, les asperges. On peut donc appeler ce régime *végétarien*, car il rejette toutes les viandes; il permet l'usage de certains produits animaux, tels que le lait (et ses dérivés); il rejette aussi un certain nombre de produits végétaux, reconnus toxiques.

Restent : les laitages, les féculents, les céréales, les légumes verts et les fruits.

A. Haig a mis hors de doute que les aliments contenant de la nucléine, de la xanthine, de l'hypoxanthine, de la caféine, etc., sont aussi pernicieux que s'ils contenaient de l'acide urique tout formé. On croyait autrefois que l'acide urique ainsi introduit dans l'organisme se convertissait en urée et s'éliminait facilement. Bien au contraire, il demeure dans les tissus ou les humeurs à l'état d'acide urique ou d'urate, et se dépose dans les tissus avec la plus grande facilité, pour peu que l'alcalinité du sang soit diminuée.

L'acide urique est à l'origine du rhumatisme, de la goutte, de l'obésité, du diabète, de la dyspepsie, de l'anémie, de l'albuminurie, des affections cardiaques, des maladies nerveuses, qu'il provoque directement ou indirectement.

IV. — Le dernier point de vue, bien qu'antérieurement connu, mérite d'être signalé. C'est le point de vue *économique* et *social.* L'albumine végétale est beaucoup moins chère que l'albumine animale. L'albumine de la viande est 8 à 9 fois plus coûteuse que celle du pain et 13 fois plus que celle de la farine et du froment. La dépense du végétarien (1/2 litre lait, 1 œuf, 1 livre pain, légumes, fromage, fruits) peut se réduire à 60 centimes par jour. (Lefèvre.)

Le rendement énergétique alimentaire de la terre cultivée est 6 fois plus grand en céréales qu'en viande, et il est 18 fois plus grand en céréales qu'en viande maigre.

I. — Observations personnelles sur 43 végétariens de Bruxelles.

Primitivement, il ne s'agissait que d'études ergographiques; puis, le nombre de personnes végétariennes soumises à l'examen augmentant continuellement, nous avons pu donner à cette étude une extension beaucoup plus grande.

Insistons dès le début sur un point important. Les végétariens auxquels nous nous sommes adressés n'étaient pas des malades, mais des gens bien portants. Non pas qu'ils soient indemnes de toute affection; mais nous appelons bien portants les gens qui sont devenus végétariens non pour des raisons thérapeutiques, mais pour des raisons hygiéniques ou morales, et qui n'éprouvent aucune gêne dans l'accomplissement de leurs professions. Comme nous le verrons, il nous a été possible d'étudier presque toutes les professions.

Les quelques malades que nous mentionnons à la fin de ce chapitre nous ont été envoyés par le Dr Mersch, qui a bien voulu s'intéresser à nos recherches. Nous avons pensé que l'observation de ces quelques malades, qui sont devenus végétariens pour des raisons thérapeutiques, ne pouvait qu'augmenter l'importance de notre enquête. Ces malades n'ont pas été soumis à l'épreuve ergographique. Nous sommes très heureuses d'adresser ici tous nos remerciements aux végétariens de Bruxelles, qui ont montré tant de dévouement à la cause du végétarisme et qui ont bien voulu se soumettre à un examen parfois fastidieux. Tous les noms (excepté ceux des médecins) ont été transformés.

Les végétariens de Bruxelles reçoivent les soins de deux médecins d'une rare compétence, le Dr E. Nyssens, président de la Société végétarienne de Belgique et rédacteur en chef de la *Réforme alimentaire*, et le Dr Mersch. Ces deux médecins appliquent les principes du végétarisme à leurs malades, mais non exclusivement. Ils sont partisans du régime du Dr Haig. Nous adressons à nos confrères nos vifs remerciements pour l'aide qu'ils ont bien voulu nous prêter dans nos recherches ainsi que pour leurs renseignements. Il est très intéressant de faire connaître l'opinion de ces deux praticiens sur le régime végétarien.

Le Dr Nyssens nous dit que le régime végétarien est le régime idéal de l'homme bien portant. Mais un homme bien portant est rare; aussi éprouvera-t-il quelque affaissement en changeant de régime; il lui faut un régime de transition. Il est devenu lui-même végétarien du jour au lendemain. Ses observations sur les végétariens datent depuis dix ans. En général, l'affaissement n'est pas important, il dure quelques jours à peine. L'affaissement n'est pas dû à un affaiblissement causé par l'absence de viande; il est dû à la suppression des excitants de la viande. La créatine, en particulier, a une action stimulante sur le cœur. Les purines exercent une action excitante à l'instar de l'alcool.

Quant à l'acide urique, en cas d'abus de viande il produit une gène circulatoire capillaire (*collémie* de Haig). Mais un homme bien portant peut ingérer 100 à 120 grammes de viande par jour sans présenter des troubles dus à l'acide urique. Le sang étant suffisamment alcalin, il n'y a pas dans ce cas d'accumulation d'acide urique. Chez l'homme malade, l'arthritique en particulier, il y a rétention d'acide urique; la suppression de la viande est donc de toute rigueur, car il ne parvient même pas à se débarrasser de l'acide urique ancien. Le thé, le café, etc. agissent de la même façon.

Le régime végétarien est moins cher et plus savoureux que le régime carné. En l'adoptant, il ne faut nullement abdiquer les plaisirs de la table. Bien au contraire, les préparations culinaires végétariennes sont excellentes au goût. Il y a trop de sans-travail; or, la viande est non seulement beaucoup plus chère que les produits végétaux, mais l'élevage de la viande demande moins de bras.

D'après le Dr Nyssens, le régime végétarien s'impose dans les maladies suivantes : albuminurie, mal de Bright, néphrites, maladies du foie, constipation opiniâtre, maladies gastro-intestinales. Le Dr Huchard a magistralement tracé les indications du régime lacto-ovo-végétarien dans les maladies du cœur et démontré sa nécessité dans la dyspnée toxi-alimentaire. Dans les entérites muco-membraneuses, le Dr Combes, de Lausanne, a obtenu des résultats merveilleux avec le régime végétarien. Le régime végétarien est extrêmement utile dans l'arthritisme, sauf dans quelques cas invétérés, où l'organisme a pris des habitudes morbides et doit être relevé au moyen de la viande. Il est probable que dans ces cas les intestins sont devenus trop courts ou insuffisants, il y a atrophie de certaines glandes. Mais ceci, loin d'enlever de la valeur au régime végétarien, montre seulement toute l'étendue du mal causé par le régime carné. Ces cas ne se produiraient pas si l'organisme, depuis sa jeunesse, avait pris des habitudes végétariennes. Aussi faut-il prôner le végétarisme hygiénique, le conseiller principalement aux enfants et à tous ceux qui ne sont pas entièrement saturés d'acide urique.

Si, dans certains cas, il faut prescrire la viande, c'est à titre de médicament, comme on prescrit quelquefois l'alcool et d'autres poisons.

Nous assistons à un véritable acheminement vers le végétarisme. Dans l'avenir, les cas pathologiques deviendront beaucoup plus rares.

Le Dr Mersch nous dit qu'on peut devenir végétarien à tout âge, mais le passage du régime carné au régime végétarien ne doit se faire que très lentement. L'obstacle consiste non pas dans un nombre d'années déterminé, mais dans l'importance des modifications pathologiques provoquées par l'auto-intoxication. D'une façon générale, la désintoxication rapide est nuisible (comme elle l'est pour la morphine, l'alcool, etc.), même chez l'homme sain; chez les malades, elle peut même devenir dangereuse. Aussi, est-il prudent de ne pas passer au végétarisme sans les soins d'un médecin compétent. Celui-ci doit non seulement indiquer les rations et doser la quantité de nourriture, mais il doit aussi veiller sur l'état général du malade au moment de la transition. Certaines personnes accusent des symptômes très nets de dépression qui, chez les cardiaques, peuvent même présenter de la gravité, quand le cœur, habitué aux poisons de la viande, s'en trouve brusquement privé. Le médecin doit donc suivre l'état du pouls, de la température, l'état général, les urines, le poids, le reflux capillaire, etc. Si quelque chose ne va pas au début du traitement, il faut redonner soit de la viande, soit un excitant agissant dans le même sens (thé, café).

Plus tard, il faudra éviter les œufs (qui renferment de la xanthine, de la choline, de la névrine), le cacao, les champignons, les asperges, les légumineuses et l'alcool, même en ne se plaçant qu'au point de vue de son influence sur les purines dans l'organisme.

Quand l'organisme a besoin d'être tonifié, il faut recourir au fer, à l'électricité ou à tout autre excitant ne contenant pas de purines.

Le Dr Mersch croit que les végétariens ne suivent pas, en général, un régime rationnel. Beaucoup se nourrissent mal, n'attachent pas assez d'importance à la valeur respective des différents aliments ni à leur action réciproque.

Comme stimulant de l'estomac, les épices sont permises à titre provisoire.

« Les végétariens n'admettent que leur méthode, nous dit notre savant confrère. Ils veulent convertir tout le monde; ne connaissant pas la médecine (la plupart du moins), ils s'imaginent pouvoir guérir ou empêcher toutes les affections. D'autre part, parmi les végétariens, il y a plusieurs sectes. Il y en a qui d'emblée ne mangent que des fruits. D'autres qui font de la restriction alimentaire. D'autres encore qui ne mangent que des crudités. Ou bien ils sont inféodés à tel ou tel naturiste plus ou moins charlatan.

« D'autre part, il y a quantité d'aliments d'origine végétale que je rejette, les considérant plus nuisibles que la viande. Enfin, j'ai vu assez de végétariens dans un état de santé déplorable que j'ai pu remettre en appliquant les principes de diététique rationnelle (d'après le système du Dr Haig) et pas mal d'autres qui ont renoncé au végétarisme après s'être mal nourris. »

De plus, le Dr Mersch déplore la tendance de la thérapeutique moderne. On conseille dans les journaux de médecine et les nouveaux ouvrages la diminution de la ration de viande, sans donner aucun chiffre ni même aucune indication sérieuse.

« Certes, je suis végétarien de cœur; j'espère comme vous que la biologie mieux étudiée nous amènera à pouvoir démontrer l'inutilité des abattoirs, mais c'est là une question de sentiment. Si élevée qu'elle puisse nous paraître, elle n'a aucune valeur intrinsèque, me semble-t-il, au point de vue des recherches. Bien plus, elle est susceptible à mon avis d'empêcher plus d'un esprit à s'intéresser à ces recherches. »

Passons maintenant à l'eposé de nos observations. Mais faisons remarquer que nos observations ne visent pas à êtres complètes au point de vue médical et clinique, notre enquête ayant principalement en vue une étude physiologique.

OBSERVATIONS I A 3

Dr Ernest Nyssens, président de la Société végétarienne de Belgique, et ses enfants (juillet 1906).

Le Dr Nyssens (poids 76 kilogrammes, taille 1m76) n'est pas devenu végétarien pour des raisons d'hygiène, mais par des considérations philosophiques. A supprimé la viande du jour au lendemain, il y a dix ans, en 1896. Il croyait à ce moment qu'il fallait se bourrer et mangeait beaucoup trop. A éprouvé un affaiblissement de quelques jours. A étudié ensuite la question et a acquis la conviction qu'on pouvait très bien vivre tout en suivant le régime végétarien. Est resté végétarien sans se préoccuper si tel végétal était bon; en réalité, mange peu de lentilles et de pois. Mange œufs, mais exceptionnellement.

Il y deux ans avait grand travail intellectuel à fournir; se stimulait avec café. Alors, à la suite du surmenage et de l'usage du café, il a été atteint de manifestations arthritiques : sciatique très douloureuse qui a guéri en trois semaines. S'est abstenu à la suite de café et a évité le surmenage. Avait tendance à l'obésité et cela a disparu. Santé excellente et grande force physique.

Genre d'alimentation — Matin : 2 tasses de thé, pain, beurre, confitures, rarement fromage.

Midi : Potage ou non, légumes verts, pommes de terre, dessert (en hiver, farineux; en été, fruits).

4 heures : Une ou deux tasses de thé, tartines, confitures.

Soir : Salade avec pommes de terre, farineux (gâteau). Ou bien : macaroni au fromage et fruits en compote. Eau. Prend du lait dans thé et café. C'est l'ordinaire. Exception est faite en temps d'excursion.

Sa femme n'est pas végétarienne, continue à manger un peu de viande.

Ses enfants sont végétariens de naissance.

Jean, âgé de 6 ans 1/2, pesant 22 kilogr. 100, et *Hélène*, âgée de 4 ans 1/2, pesant 19 kilogrammes. Poids au-dessus de la moyenne chez la petite fille, dans la moyenne chez le petit garçon. La fille a été nourrie au sein pendant cinq mois, le garçon pendant deux mois. Après nourris au biberon, lait végétal aux amandes et noisettes. Très avancés tous les deux.

Ces enfants, que nous avons eu l'occasion d'examiner, se font remarquer par leur beauté et leur santé florissante.

OBSERVATIONS 4 à 7

La famille Normann [Été 1906]

M. *Jean Normann*, peintre décorateur, Hollandais, 36 ans, poids 66 kilogrammes, taille 1m62. Nombre de pulsations à l'artère radiale : à 10 heures 1/2 du soir (souper à 8 heures) pendant trois soirées : 66, 67, 66. A 7 heures 1/2 du matin (directement après le déjeuner) pendant trois jours : 70, 66, 75.

Est végétarien depuis dix ans. Il y a deux ans avait repris l'usage de la viande pendant trois mois; à la suite d'une bronchite, le Dr Nyssens lui avait conseillé la viande comme stimulant. Il est devenu végétarien pour des raisons de santé et aussi par principe. Il a changé de régime du jour au lendemain. S'est accommodé immédiatement au régime. Est très satisfait, car depuis le changement de régime ses forces et son endurance ont augmenté, le travail cérébral est plus facile. Il travaille toute la journée. Voici ce qu'il nous écrit sur le régime végétarien :

« Le sommeil est en général très bon et très profond, rêves toutes les nuits pour ainsi dire, les cauchemars sont rares. Il me semble qu'après être devenu végétarien le tout s'est amélioré, c'est-à-dire que je suis devenu plus calme et que les fonctions cérébrales sont plus précises; mais vu que l'activité corporelle et cérébrale s'est accrue et modifiée, je ne saurais dire exactement si cet état plus calme est dû exclusivement au végétarisme.

» L'état nerveux s'est beaucoup modifié depuis; mais, de même que pour le sommeil, je ne sais pas si c'est exclusivement le végétarisme qui en est cause; cependant, je crois qu'il y a beaucoup contribué.

» L'état des fonctions digestives est absolument normal, et c'est certainement grâce au végétarisme que la digestion fonctionne si bien; avant j'éprouvais beaucoup de difficultés à ce sujet.

» Quant à mon opinion sur le végétarisme, je suis absolument convaincu qu'il n'y a pas de régime plus naturel, plus salutaire, plus agréable et plus sain, qui donne en même temps de la vigueur et de l'endurance et qui, bien appliqué, nous met à l'abri de bien des maladies et bien des malaises que nous pouvons rencontrer dans la vie.

» Le végétarisme supprime le goût et le désir des boissons fortes et alcooliques, comme des mets fortement assaisonnés, ce qui me paraît fort heureux.

» Seulement, je ne crois pas qu'il sera bon pour tout le monde, il y a bien des gens qui ne sauraient pas s'y faire. Il y en a qui ne demanderaient pas mieux que de l'appliquer, mais leur organisme s'y oppose, et après un certain temps de végétarisme ils doivent y renoncer.

» Mon idée est que la majorité des Occidentaux, actuellement, ne sauraient se passer d'un régime mixte, le régime carné ayant trop d'importance pour eux.

» L'idée qu'on se fait, qu'un végétarien ne peut vivre que très sobrement, et que son menu est très peu varié, est une profonde erreur. Une table végétarienne offre autant de variations que celle de quelqu'un qui se nourrit de viande. »

Sur notre demande, M. J. Normann a bien voulu nous donner le poids des aliments ainsi que les menus pendant trois jours.

PREMIER JOUR

Déjeuner à 7 heures.

Un œuf battu dans 1/2 litre de lait cru.

Thé noir	1/4 de litre.
Pain complet beurré	200 grammes
dont 25 grammes de beurre.	
Sucre pour lait et thé	20 —

Dîner à midi.

Épinards	320 grammes.
Pommes de terre	250 —
Flan	160 —
Pain complet	50 —
Lait	1/2 litre.
Café au lait	1/4 de litre.
Sucre blanc	10 grammes.

A 4 heures.

Une tartine de pain blanc. . . . . 60 grammes
dont 5 grammes de beurre.

Souper à 7 ou 8 heures.

Fromage d'Édam	40 grammes.
Pain complet.	150 —
Beurre	25 —
Sirop	10 —
Sucre	10 —
Lait cru	1/2 litre.
Café au lait	1/4 de litre.

DEUXIÈME JOUR

Déjeuner à 7 heures.

Comme le 1er jour.

Dîner à midi.

Salade . . . . 160 grammes.

(La salade est préparée avec une mayonnaise, composée d'un jaune d'œuf et un peu d'huile d'olive, de plus un œuf dur coupé et puis divisé entre 5 personnes.)

Pommes de terre.	160 grammes.
Lait.	1/2 litre.
Café.	1/4 de litre.
Sucre blanc	10 grammes.
Macaroni (préparé moitié eau moitié lait). .	250 —
Cassonade.	25 —

A 4 heures.

Comme l'autre jour.

Souper à 7 ou 8 heures.

Radis	1/4 de botte.
Lait.	1/2 litre.
Café.	1/4 de litre.
Sucre blanc	10 grammes.
Pain complet.	50 —
— blanc	70 —
Beurre	25 —
Fromage blanc	1/4 de fromage.

TROISIÈME JOUR

Déjeuner à 7 heures.

Comme les autres jours.

Dîner à midi.

Pommes de terre	160 grammes.
Carottes	210 —
Riz (cuit à sec dans du lait)	110 —
Cassonade.	40 —
Sucre blanc	10 —
Lait.	1/2 litre.
Café au lait	1/4 de litre.

A 4 heures.

Comme les autres jours.

Souper à 7 ou 8 heures.

Pain complet.	150 grammes.
Beurre	25 —
Sirop	25 —
Sucre blanc	10 —
Lait.	1/2 litre.
Café au lait	1/4 de litre.

Parfois, deux ou trois fois par semaine, il arrive qu'on prend le soir à 9 ou 10 heures deux tasses de thé noir :

Thé.	1/4 de litre.
Sucre blanc	10 grammes.
Quelques gouttes de lait.	

Mme *Aline Normann*, sa femme, 30 ans, s'occupe du ménage. Poids 44 kilogrammes, taille 1^m^48. Est végétarienne depuis huit ans. Raisons humanitaires et aussi parce qu'elle aimait ce régime. Santé excellente. A changé de régime brusquement avant la naissance de son premier enfant. N'a ressenti aucun inconvénient du changement de régime. Aucune complication. Les accouchements se sont faits facilement au bout de quelques heures. A nourri tous ses enfants. Pouvait reprendre travail un mois après l'accouchement. Excellent sommeil; pas de rêves et plutôt des rêves agréables. Avait auparavant des cauchemars. Est plus résistante et plus calme qu'avant. Le caractère est devenu beaucoup plus gai (avait tendance à la mélancolie).

Leurs enfants, trois petits végétariens, nés de parents végétariens.

Willem, 7 ans, pèse 22 kilogrammes;

Johan, 4 ans, pèse 19 kilogrammes;

Marguerite, 2 ans 1/2, pèse 13 kilogrammes.

Les enfants sont espiègles et remuants. L'aîné va à l'école : intelligence vive. N'a jamais mangé de viande ni pris d'alcool sous aucune forme. La digestion se fait très bien. Le sommeil est bon et tranquille. L'aîné a marché à 14 mois, le second à 22 mois, la petite à 1 an 1/2. L'aîné a pesé 3 kilogr. 450 à sa naissance; le second 3 kilogr. 500, et la petite 3 kilogr. 250.

Nous nous rendons chez la famille Normann et pouvons constater l'excellent état de santé des petits végétariens.

Genre d'alimentation des enfants. — *Matin*, Pain et lait (2 ou 3 gobelets de lait). Quelquefois confitures. *Midi.* Légumes, pommes de terre; 1 ou 2 fois par semaine, potage. Plats consistants (farineux ou féculeux). Rarement œufs (environ 2 œufs par semaine). Un peu d'eau ou de lait.

Souper 6 heures. Pain et lait. Parfois fromage, confitures, fromage blanc, radis. Quelquefois tasse de cacao.

OBSERVATIONS 8 à 12 [Été 1906]

Mlles *Limmer.* Marguerite âgée de 30 ans, Amélie âgée de 26 ans, Alice âgée de 29 ans, Wilhelmine âgée de 25 ans; cette dernière mange un petit peu de viande, les autres sœurs sont végétariennes strictes depuis dix ans environ. Elles sont Hollandaises de père et Javanaises de mère.

M. Daniel Limmer, leur père, âgé de 65 ans, est végétarien depuis quinze ans. Souffrait de rhumatisme, de l'estomac, rendait régulièrement la viande. A eu fièvres aux Indes, maladie de foie; n'a jamais pris d'alcool. L'estomac n'est pas tout à fait bien, mais la digestion des aliments est rendue possible; ne se ressent plus du foie. Marche huit heures par jour sans fatigue. Prend une demi-livre de sucre par jour. Ni café ni thé. Le matin, lait sucré et pain grillé. A midi, assiette de quaker au lait, cassonade, carottes, choux-fleurs, compote de pommes, sucre en morceaux. Le soir : lait comme le matin, pain grillé. Le moindre écart lui est nuisible. Se porte bien.

Mère et frère non végétariens par goût.

Les quatre sœurs étant petites filles aux Indes n'ont mangé que très peu de viande : riz et autres légumes. Sont à Bruxelles depuis vingt ans ; pendant les premières années, ont continué à manger un peu de viande et, depuis dix ans, n'en mangent plus du tout. C'est le père qui a entraîné ses filles au végétarisme, bien que celles-ci étaient dans un excellent état de santé. Le point de vue philosophique est venu après ; alimenter le corps le plus purement possible (théosophie). Mlles Marguerite et Alice ont le dégoût pour la viande, les autres sœurs n'ont pas de dégoût. Mais la viande crue dégoûte tout le monde. Ces jeunes filles s'occupent de peinture.

Mlle Marguerite pèse 55 kilogrammes et, il y a trois ans, pesait 52 kilogr. 5; Mlle Amélie pèse 62 kilogrammes; elle a un peu maigri; Mlle Alice pèse 62 kilogrammes et a 1^m^66 de taille. Mine excellente. Elles sont très bien portantes. Le médecin n'a jamais constaté d'anémie.

Mlle Amélie, dynamomètre : à droite 33, à gauche 31.

Mlle Marguerite, dynamomètre : à droite 21, à gauche 19.

Mlle Alice, dynamomètre : à droite 36, à gauche 34.

Aucune des sœurs ne porte de corset.

Genre d'alimentation. — Abstinence complète par goût.

Matin. Chocolat ou café, pain complet, beurre, confitures, pain d'épices.

Midi et demi (repas principal). — 1 ou 2 œufs par jour, macaroni, légumes verts, pommes de terre, plat sucré consistant, eau, fruits. Peu ou pas de pain.

Soir. Repas plus léger. Quelquefois soupe au lait, quelquefois un œuf. Pain, thé, confitures, fromage. En moyenne, 2 œufs par jour et par personne.

OBSERVATION 13

Mlle Julia Evens, artiste et professeur de dessin, 36 ans, poids 56 kilogrammes; taille, 1^m^59. Nombre de pulsations par minute à la radiale, 72; température du corps, le matin 36,7; le soir, 36,3. Dynamomètre : à droite, 38; à gauche, 41. Est végétarienne depuis sept ans. Raisons philosophiques et humanitaires : désir d'éviter les souffrances et de ne pas imposer travail pénible et laid à d'autres. Autre raison : Arriver à plus grande pureté. Influence des conférences sur la philosophie aux Indes. Est devenue végétarienne en quinze jours de temps. N'avait pas de dégoût pour la viande, mais se forçait avant d'en manger, pensant que cela donnait beaucoup de forces. Son médecin, le Dr Mersch, lui a conseillé le régime végétarien.

Mène une vie très active et même se surmène un peu. Est de bonne santé. Marche beaucoup et facilement sans s'essouffler. Accomplit très facilement ses fonctions. Peut travailler tout de suite après le repas. Sommeil excellent, plus calme qu'auparavant, rêve beaucoup moins. A eu fièvre scarlatine en 1905; pas de traces d'albuminurie à la suite de cette maladie. Son médecin l'attribua au régime végétarien. N'était pas spécialement nerveuse avant de suivre le régime végétarien, mais est certainement plus calme depuis qu'elle suit ce régime. La digestion se fait d'une façon très normale et Mlle E... est même plus disposée à fournir un travail immédiatement après les repas qu'avant d'être végétarienne.

Mlle Evens considère le régime végétarien comme très recommandable à tout le monde, mais il est très important de le suivre d'une façon systématique et raisonnée, de l'approprier à la nature de chacun. Beaucoup de personnes croient ne pas pouvoir le supporter parce qu'elles ne tiennent pas compte des différences de valeur nutritive des aliments végétariens.

Genre d'alimentation. — Poids des aliments ingérés dans les vingt-quatre heures :

Pain : 70 grammes, pain grillé; 85 grammes, pain blanc non grillé; 35 grammes, pain d'épices ;

Sucre : 50 grammes ;

Lait : 600 grammes;

Œufs : 1 5/7 (3 œufs chaque jour, quatre jours de la semaine, et pas les autres jours);

Beurre : 35 grammes;

Légumes verts : 325 grammes;

Pommes de terre : 70 grammes;

Farineux : 160 grammes, riz; 100 grammes, semoule au lait; 120 grammes, biscottes au lait (ce sont les poids des farineux préparés, cuits, bien compacts);

Fromage blanc : 150 grammes ;

Fruits : 1/2 orange.

Ne prend ni café, ni cacao, ni thé, très rarement un fromage autre que le fromage blanc, et en quantité négligeable.

OBSERVATION 14

Miss K. (père irlandais, mère suisse). Se considère Anglaise ; sans profession; 55 ans, paraît beaucoup plus jeune que son âge. Poids du corps, 50 kilogrammes (habillée); taille, 1m59. A été très malade. Anémie très prononcée (déclaration du docteur); tous les mouvements pénibles. Neurasthénie. Migraines. Dilatation de l'estomac. Décollement de la rétine. Cataracte œil droit. Articulation coude gauche ankylosée. Avait subi des privations. Est entrée en 1900 à l'Institut sanitaire végétarien de Bâle. Épreuve d'hémoglobine à l'entrée, 38 %. A la sortie (au bout de neuf mois de séjour), 68 % (la normale étant de 100 %). S'est trouvée très bien à l'Institut. Est donc végétarienne depuis cinq ans. Abstinence complète. N'a jamais été gourmande; ne trouve aucun plaisir dans les aliments les plus recherchés. N'a jamais aimé les alcools. Ne porte pas de corset. Fait tous les matins de l'exercice respiratoire. N'a pas de vrai dégoût pour la viande, mais ne veut pas contribuer à faire souffrir les êtres. Mastique bien les aliments. N'a jamais faim, mais mange toujours de bon appétit. N'a jamais soif.

Est actuellement tout à fait bien portante. Se promène beaucoup, peut marcher du matin au soir sans fatigue, digère bien. Pas de migraines. Sommeil parfait et tranquille, pas de cauchemars, pas de rêves désagréables. Était sujette aux cauchemars. Dynamomètre à droite 25, à gauche (coude ankylosé) 18.

Genre d'alimentation. — *Matin :* Un peu de thé ou de café; pain complet Lafeuillade et aussi pain blanc. Tartines au beurre; beaucoup de confitures; fruits le matin.

1 heure : Presque jamais de soupe; peu de liquides; fruits, légumineuses (pois, haricots); pudding anglais, presque jamais d'œufs, pas même dans les plats. Un peu de pain. De temps en temps, macaroni ou riz.

Salade en été. N'aime pas beaucoup les légumes verts. Pas de café. Ne boit rien à midi.

Soir : Mange moins qu'à midi. Café, fromage.

En général, mange beaucoup de sucre et de beurre et de fruits secs, arachides, dattes, miel, amandes, noix. Trouve que les fruits c'est la vie en essence.

OBSERVATION 15

Mlle Gratiflore (mère belge, père américain), employée de commerce, 32 ans. Poids 65 kilogrammes, taille $1^{m}72$. Est complètement végétarienne depuis sept ans. Raisons : simplification de la vie; régime plus pur et plus facile, permettant de s'occuper de choses plus intellectuelles. Aussi des raisons sentimentales; avait tempérament combattif. Quand on veut lutter pour la vie, le régime végétarien enlève l'âpreté; mais il y a autres avantages : équilibre interne, paix intérieure. Aussi question d'économie. Prépare elle-même ses repas. Abstinence complète.

Souffrait auparavant des migraines; plus maintenant. Était très nerveuse; a recouvré le calme. Ses occupations sont très fatigantes. Endurance morale très grande. Est arrivée à prendre connaissance du végétarisme à la lecture d'un livre; a eu quelques défaillances. Le sommeil est excellent et tranquille. Avait avant des cauchemars, des soubresauts, etc.

Dynamomètre : à droite, 23; à gauche, 20.

Genre d'alimentation. — Est devenue végétarienne après gradation de deux mois. Au début, apparence de faiblesse. Son régime a subi une évolution.

Première période. — A mangé trois œufs par jour (aimait bien la viande); légumes, farineux, régime corsé, lait.

Deuxième période. — Dégoût des œufs, plus de lait. A cette époque, ses conditions hygiéniques ont changé. A été à la campagne pendant deux mois et demi et s'est nourrie exclusivement de fruits, de miel, de fromage blanc, de salade, de légumes. Est revenue à Bruxelles avec une mine superbe.

Troisième période. — S'est remise au lait; pommes de terre, pain complet, légumes, fruits, 1 œuf le matin, cacao en guise d'excitant; s'est maintenue très bien.

Voici son opinion sur le végétarisme :

« Bruxelles, le 12 mai 1906.

» Mon opinion sur le végétarisme ?...

» Il y a végétarisme et végétarisme, végétariens et végétariens !...

» Plusieurs systèmes étant en présence, je n'exprimerai donc que des généralités.

» Le végétarisme ne convient pas à tous, comme le veulent certains adhérents.

» Il doit toujours être appliqué avec discernement, soit avec l'aide d'un médecin partisan de ce régime, soit par une étude personnelle consciencieuse de son propre tempérament et des effets produits.

» Pour amener de bons résultats, il y faut des dispositions héréditaires, accompagnées d'une pleine confiance dans l'efficacité de cette alimentation.

» Elle ne devrait jamais être commencée du jour au lendemain, mais préparée par une transition; elle devrait être variée suivant les saisons, en s'inspirant des besoins du corps, dont l'instinct redevient plus sûr au fur et à mesure que nous nous nourrissons d'aliments purs; elle doit être modifiée suivant notre genre d'occupations (manuelles ou intellectuelles, actives ou sédentaires).

» Le végétarisme affine l'intelligence en développant des perceptions plus subtiles, il contribue à l'équilibre de toutes les fonctions, à condition que les règles fondamentales de l'hygiène soient pratiquées. Ce traitement conduit à la tempérance, à la sobriété qui sont des garanties de bonheur pour ceux qui pensent qu'il faut manger pour vivre et non vivre pour manger.

» Le végétarisme bien compris aide à conquérir la vigueur physique, accompagnée du calme intérieur ainsi que de l'endurance morale.

» Il prépare une vieillesse sans maladies, une mort naturelle et douce.

» A ceux que tentent ces avantages, d'essayer ! Ils seront à coup sûr récompensés de leur étude et de leur persévérance.

GRATIFLORE. »

OBSERVATIONS 16 à 19

M. Van den Burgh, négociant, 34 ans; poids, 92 kilogrammes; taille, 1m80. Est complètement végétarien depuis sept ans. C'est l'état arthritique de sa famille qui l'a décidé à adopter le régime végétarien (père goutteux, mère diabétique). Lui-même avait une maladie d'estomac qui a été guérie rapidement par le régime, grâce aux soins du Dr Mersch. Est devenu végétarien brusquement; plus jamais de viande. Jamais aucun inconvénient. Avait dérangements d'intestin qui ne se sont pas reproduits.

Se sent très bien, malgré une vie sédentaire, est bien disposé au travail. Peut travailler tout de suite après le repas.

Lors d'un voyage en Suisse, pouvait accomplir 35 à 40 kilomètres par jour dans les montagnes.

Ses trois enfants sont végétariens, deux depuis leur naissance. Se portent admirablement bien, aucune manifestation de l'arthritisme. Les deux garçons, dont l'un est âgé de 7 ans et demi et l'autre de 3 ans, sont tout à fait végétariens. La fille âgée de 11 ans ne l'est pas tout à fait. Dynamomètre : à droite, 56; à gauche, 50.

Genre d'alimentation. — *Matin :* Pain noir, tasse de lait, fromage, beurre, sucre, quelquefois confiture.

Midi : Soupe légumes, plat macaroni ou pâte avec fromage, ou riz. Tous les jours, un légume vert étuvé, pain, gâteaux, beaucoup de fruits. Eau. Boit très peu; quelquefois un verre ou deux.

Soir : Potage farineux, pain, confiture, quelquefois légumes, riz au lait.

En tout, 1,000 à 1,100 grammes d'aliments.

OBSERVATION 20

Mlle Louise Dédenne, conférencière, 28 ans; poids, 54 kilogrammes. Le poids s'est maintenu constant depuis plusieurs années. Est végétarienne depuis quatre ans. Raisons hygiéniques. A souffert crampes d'estomac, a eu jaunisse. Est arthritique. Etait auparavant très maladive, insomnies perpétuelles, époques douloureuses. Pellicules oreille. Est d'une famille arthritique. Se porte maintenant très bien. A eu, il y a deux ans, un eczéma humide au pied, a été guérie.

Même les médecins non végétariens lui ont conseillé d'abandonner l'usage de la viande. Elle n'a pas de répugnance pour la viande. En mange cinq ou six fois par an. Le sommeil est devenu beaucoup plus calme. Presque tous les matins prend une douche froide. Dort les fenêtres ouvertes. Ne porte jamais corset. Quand elle mangeait de la viande, elle buvait aussi beaucoup de vin, ce qui alourdissait la tête. Depuis, la tête est beaucoup plus libre et le travail intellectuel est possible peu de temps après les repas. En somme, elle a retiré un grand bénéfice du régime végétarien. S'occupe de ménage et de travaux littéraires et sociologiques. Ses parents ont diminué l'usage de la viande, n'en prennent qu'une fois par jour et même moins. Mange beaucoup de sucre. Dynamomètre : à droite, 28; à gauche, 22.

Genre d'alimentation. — *Matin :* Café au lait, tartines, œuf, pain d'épice.

Midi : Un légume, pommes de terre, ou bien une légumineuse ou bien pâte, plat au lait, beaucoup de pain blanc, fruits, demi-litre lait cru.

Soir : Potage, lait et pain; soupe verte en été, soupe haricots en hiver.

Abstinence complète.

Sa sœur est végétarienne comme elle, avec une légère modification dans le régime.

OBSERVATION 21

M. Brun, Parisien, commerçant, 41 ans, est végétarien strict depuis huit ans (pas même un écart), poids 67 kilogrammes; a pesé 65 kilogr. 1/2 avant d'être végétarien. Avait mauvais estomac et était sur la pente de l'alcoolisme; prenait l'alcool pour guérir une affection de l'estomac. Ne pouvait jamais se débarrasser de l'acné qu'il avait depuis quatorze ans. Tout le corps était recouvert d'énormes boutons. Sous l'influence du régime végétarien, ces boutons ont immédiatement perdu leur inflammation (au bout de quinze jours de régime), ont pâli, mais sont restés encore longtemps. Au bout de deux ans la guérison a été complète. Était extrêmement nerveux, hypocondriaque, dépression très grande après effort. Maintenant très grande résistance, n'a jamais rien à l'estomac, ne connaît pas ce que c'est qu'un malaise, pas de rhume de cerveau, jamais mal de tête. Fait de l'escrime et du cyclime; arrive à vélo avant le tram électrique.

A beaucoup de souffle dans ses exercices. Peut rester une heure les jambes pliées (position d'armes). Se promène tous les jours une heure et demie. Occupation professionnelle absorbante : travail administratif et de vente; beaucoup de comptes. Travaille maintenant beaucoup mieux qu'auparavant.

Dynamomètre : à droite, 38; à gauche, 43.

Est devenu végétarien pour des raisons sentimentales (ne pas tuer inutilement) et hygiéniques. Une visite à l'abattoir l'a complètement dégoûté de la viande. Auparavant suivait un régime presque exclusivement carné. Pendant les trois premières semaines de végétarisme, bâillements continuels.

A entraîné sa fiancée vers le régime végétarien. Celle-ci, bien que malade et ayant de la répugnance pour la viande, avait été forcée d'en manger. Depuis le changement de régime, sa santé s'est améliorée complètement.

Genre d'alimentation. — Légumes cuits entiers (conservation sels); beaucoup de fruits, peu d'œufs, presque pas; lait dans cacao; deux fois par semaine 1 œuf; pas de fromage, quelquefois Gervais. Pain complet. Exclusivement de l'eau.

Matin : Cacao, tartine, fruits, ou café de malt et beurre d'amandes.

Midi : Soupe, plats légumes, pâtes (plat consistant), salade, pain, dessert.

Soir : Salade, plat consistant, pain et fruits.

P. S. Depuis un an environ, le cacao et chocolat ont été supprimés et remplacés par le lait.

OBSERVATION 22

Mme Arnold, sans profession, 54 ans, poids 56 kilogrammes. Est végétarienne depuis quatre ans. Excellente santé. Mène une vie très active. Mâche très bien les aliments; chaque bouchée est mâchée au moins 30 fois (quelquefois 60). Depuis qu'elle est végétarienne se passe de goûter. Ne porte pas de corset.

Genre d'alimentation. — Riz pas trop cuit pour bien mâcher; tous les légumes cuits de manière à devoir les mâcher, préparés sans eau. Épinards cuits sans eau, pommes de terre cuites avec pelure et passées; fruits crus, pain complet pour la journée environ 280 grammes. Dynamomètre : à droite, 22 ; à gauche, 21.

OBSERVATION 23

Mlle Arnold, sans profession, 27 ans, poids 50 kilogrammes. Est devenue végétarienne, ainsi que sa mère, il y a quatre ans, par la lecture de livres végétariens. Ces dames ont passé au régime végétarien progressivement et n'ont jamais été incommodées. Fait des promenades assez longues sans fatigue. Fait de la bicyclette depuis deux ans. Après les repas est plus disposée à travailler qu'auparavant. Ne porte pas de corset. Mastique comme sa mère. Dynamomètre : à droite, 24; à gauche, 22.

Genre d'alimentation. — *Matin* : Soupe gruau et tartines ; café au lait.

Dîner à midi : Légumes, pommes de terre, plat œuf et farines, pâtisserie, fruits. Eau. Pas de lait.

Soir souper : Salade, œuf ou fromage, riz au lait, sagou, beurre, thé et compote. Boit peu, ne sent pas la soif. A goût naturel pour pâtisseries.

OBSERVATION 24

M. *Camille Malbert*, artiste peintre, 31 ans; poids 80 kilos, taille 1m74. Est végétarien depuis six ans. Est devenu végétarien par principe (côté humanitaire et non hygiène). A changé de régime brusquement; a maigri beaucoup à ce moment, mais il s'est alimenté très mal, étant dans très mauvaises conditions. Est devenu malade à force de surmenage; le médecin, craignant une maladie de poitrine, lui conseilla la viande. Mais le malade résista à cette tentation et se remonta au moyen du sucre. A un certain moment a été presque exclusivement frugivore; c'était plus facile.

Depuis qu'il est végétarien, se sent beaucoup plus calme, travaille toute la journée d'une façon plus méthodique et plus raisonnée. Son travail consiste dans la composition des tableaux (trouver idées et les réaliser en peinture). Marche beaucoup sans fatigue. Sommeil excellent et tranquille. Aucun alcool. Dynamomètre : à droite, 60; à gauche, 44.

Genre d'alimentation. — *Matin* : 3 tasses de lait, 2 tartines.

Midi : Légumes, potage aux légumes, 1 œuf. S'est rétabli par le sucre quand était épuisé; en trois mois a augmenté de 10 kilos. Prenait alors jusqu'à 400 grammes de sucre par jour. En prend maintenant 25 à 30 grammes.

Soir : Lait et 3 tartines.

OBSERVATION 25

M. *Van de Haag*, Hollandais, peintre décorateur, 30 ans; poids 70 kilos, taille 1m75. Est végétarien depuis neuf ans. Souffrait beaucoup de l'estomac (crampes, douleurs). A entendu dire que le végétarisme a fait du bien à des amis. A essayé le régime végétarien et, comme il s'en est bien trouvé, il a continué à être végétarien. La maladie de l'estomac est complètement guérie. En outre, le régime s'est montré très favorable au point de vue du travail. Quand il mangeait de la viande, il était beaucoup plus lourd. Ni bière ni vin. Sa femme est végétarienne, mais pas tout à fait; elle mange de la viande deux ou trois fois par semaine. Sommeil très bon, tranquille.

Genre d'alimentation. — *Matin 6 h. 1/2* : Tasse de thé, quelquefois un biscuit.

Midi : Tartines, potage, 1 ou 2 œufs, dessert pudding. Des légumes 2 ou 3 fois par semaine. Pas de pain. Thé de pommes.

Soir : A peu près la même chose, sauf le potage, régulièrement 2 œufs par jour.

OBSERVATION 26

Mlle *Sokoloff*, étudiante, âgée de 21 ans. Est végétarienne depuis cinq ans. A été guidée par le principe que l'homme n'a pas le droit de former sa chair aux dépens de la vie des êtres animés (influence de Tolstoï). A passé brusquement au régime végétarien; n'a ressenti aucun inconvénient. Au commencement n'a pas aimé le lait; l'aime bien maintenant. Avait été très nerveuse auparavant; est tout à fait calme depuis trois ou quatre ans, et l'attribue au moins en partie au végétarisme. Aime les promenades et peut marcher beaucoup sans se fatiguer. Travaille intellectuellement; va passer des examens. A toujours été en bonne santé; ne souffre jamais de l'estomac ni de la tête. Dort très bien; avait beaucoup de rêves et des cauchemars auparavant; maintenant plus. Elle prépare elle-même son manger d'après ses principes. N'a jamais aimé la viande; l'idée du cadavre la dégoûtait. Maintenant, quand elle passe près d'une boucherie, elle regarde la viande sans dégoût, car loin d'elle est l'idée d'en faire sa nourriture. Mais l'idée de manger de la viande lui serait désagréable. Ne porte pas de corset. Dynamomètre : à droite, 33; à gauche, 25.

Genre d'alimentation. — *Matin* : Lait ou thé, tartines, fromage.

Midi (repas principal) : Soupe au lait ou aux légumes, 2 œufs tous les jours; pâtes, légumes verts, prend assez souvent du miel, mais n'aime pas en général les choses sucrées. Prend de l'eau en mangeant et peu de temps après du thé peu sucré (pas tous les jours). Mange suffisamment.

Soir : Lait ou thé avec tartines.

OBSERVATION 27

Mlle *Charpentier*, professeur aux cours d'éducation de Bruxelles, taille 1m80, est végétarienne depuis sept ans. A été guidée par des raisons philosophiques. A bénéficié du régime végétarien. Père arthritique. Elle était prédisposée aux orgeolets. Elle mangeait auparavant beaucoup de viande; est Anglaise d'origine et habituée aux biftecks. A tout de suite abandonné la viande. Le poids a un peu diminué pendant les trois premiers mois; puis le poids a monté et s'est maintenu tel qu'il était à 20 ans. Le vrai dégoût pour la viande est venu bientôt après. Lors de la deuxième année de végétarisme elle a fait pendant dix jours un voyage à pied en Suisse; journées de dix heures sans fatigue; la personne qui l'accompagnait se fatiguait beaucoup plus. Donne vingt-trois heures de leçons par semaine. Indépendamment de cela travaille pour elle trois heures par jour. Tout son temps est occupé par des travaux intellectuels. Le travail est plus facile qu'auparavant. Ne porte pas de corset. Dynamomètre : à droite, 28; à gauche, 26.

Genre d'alimentation. — *Matin* : Lait, confitures, beurre, pain.

Midi : Potage, légumes, un peu de pommes de terre, riz ou macaroni (pièce principale). Prend du lait en mangeant, 1 litre 1/2 par jour. Amandes, fruits secs.

Goûter : Tasse de thé sans rien manger.

Soir : Deux œufs et lait, fruits, compote. Plats sucrés. A le goût pour les choses sucrées.

OBSERVATION 28

M. *Verlon*, 44 ans, correcteur d'imprimerie, poids 85 kilos, haute stature. Est devenu végétarien pour des raisons d'hygiène et suivant les conseils du Dr Nyssens. A toujours été bien portant et doué d'une grande résistance. Le poids est resté stationnaire. Fait quelquefois 25 kilomètres par jour sans se reposer. D'autre part, son travail demande un grand effort et une attention continuelle. N'est pas un végétarien strict, faisant usage d'un peu de viande. Dynamomètre : à droite, 45 ; à gauche, 42.

Genre d'alimentation. — *Matin* : 2 tranches de pain à peu près complet avec un peu de beurre, 1/2 litre de lait avec un peu de café. Deux morceaux de sucre, confiture ou œuf.

Midi : Quatre jours par semaine 100 grammes de viande. Tous les jours des pommes de terre et un légume vert préparé à la mode végétarienne. Une fois par semaine riz au lait et macaroni. Tous les jours une tranche de pain, pomme ou poire ou riz aux confitures. Eau. Rarement un œuf. En été la viande est encore diminuée. Mange la viande un peu par habitude et espère la supprimer totalement.

Soir : Régulièrement 2 pommes. En été autres fruits. Pain. Eau. Souvent fromage.

Suit ce régime depuis six ans.

OBSERVATION 29

Mme *Vanden Schott*, 62 ans, sans profession. Est végétarienne depuis sept ans et demi. A cessé l'usage de la viande pour des considérations philosophiques. D'ailleurs elle n'aimait pas beaucoup la viande. A consenti au désir de ses enfants. Elle et ses 4 enfants sont végétariens et se portent très bien. A mis un an pour passer au régime végétarien. Au commencement, malaise; avait continuellement une sensation de faim. Ces malaises ont passé au bout de six semaines. Elle est atteinte de rhumatisme chronique des petites articulations, qui n'a pas changé. Est indolore. Dynamomètre : à droite, 22 ; à gauche, 23.

Genre d'alimentation. — *Matin* : Pain complet, café, beurre, confitures, pain d'épices.

Midi : 4 ou 5 œufs par semaine ; tous les jours, potage, légumes, salades, un féculent, riz, pois, haricots, pris en quantité modérée, fruits. Eau. Abstinence complète.

Soir : 6 heures, souper : pain, fromage, chocolat ou café.

OBSERVATION 30

M. *E. Vanden Schott*, fille de la précédente, 25 ans, dactylographe. Est devenue végétarienne; n'a ressenti aucun malaise; pas de sensation de faim. Est devenue végétarienne pour des considérations philosophiques.

Matin : Farine au cacao avec du lait.

Soir : Malt Kneipp; depuis quelques mois ne prend plus de café. A part cela, suit le régime de sa mère. Travaille au bureau sept heures par jour. Rédige elle-même travail assez fatigant, physiquement et intellectuellement. Supporte très bien ce travail et se sent mieux qu'auparavant. N'a pas pris de congé depuis trois ans. Le soir travaille encore chez elle (études de langues et de philosophie).

Dynamomètre : à droite, 22 ; à gauche, 19.

OBSERVATION 31

M. *Adolphe Connincq*, 15 ans, employé de commerce, habitant chez Mme Vanden Schott et suivant le même régime que toute la famille. Pèse 49 kilogrammes. Est végétarien depuis cinq ans. A été malade tout jeune. Est très bien portant maintenant et travaille chez un agent de change de 9 heures à midi, et de 1 h. 1/2 à 5 ou 6 heures.

OBSERVATION 32

Mme *Moreau*, femme du monde, 60 ans. Paraît beaucoup plus jeune que son âge. Taille assez élevée et corpulence moyenne. Est végétarienne depuis quatre ans. Avait souffert de la neurasthénie pendant quinze ans. Sa faiblesse musculaire était telle qu'elle restait dans son fauteuil sans bouger. Etait fortement amaigrie. Souffrait aussi de rhumatismes, de sciatique. Le mental était aussi attaqué; dépression nerveuse très grande; la malade ne s'intéressait à rien. Par recommandation des médecins, elle mangeait de la viande comme tout le monde, prenait des bières fortes, du vin, des liqueurs, afin de se fortifier.

La malade a commencé à devenir végétarienne pour des raisons philosophiques : cruauté envers les bêtes et aussi le dégoût pour une alimentation impure. Un médecin végétarien qu'elle a consulté à cette époque lui a conseillé le régime végétarien. La malade est devenue végétarienne progressivement. Abstinence complète de viande et de toute boisson alcoolique. Les troubles ont disparu successivement l'un après l'autre.

Le côté physique s'est amélioré tout d'abord, puis le côté mental. Mme Moreau peut être considérée actuellement comme une personne bien portante. Bien qu'ayant conservé le tempérament nerveux, elle peut mener une vie active. Elle s'occupe beaucoup de bienfaisance, entretient des relations mondaines. Peut à l'occasion faire des excursions; se promène beaucoup à pied. La vie est absorbée par la lecture et les occupations mondaines. A pris l'embonpoint avec le régime végétarien. Dynamomètre : à droite 22, à gauche 26. Supporte beaucoup plus facilement le froid et la chaleur qu'auparavant.

Genre d'alimentation. — *Matin* : café (deux tasses avec beaucoup de lait et pain au beurre.

Midi : Potage au lait, peu de légumes verts; céréales, légumes secs en hiver, fruits, noix, quelquefois un œuf nature, mais plus souvent dans le dessert. Pain complet. Un demi-verre d'eau après le repas. Ne boit pas en mangeant.

5 heures : Café Kneipp au lait, quelquefois chocolat, petite tartine.

Soir (7 heures) : A peu près la même chose qu'à midi, mais un peu moins de tout. Peu de liquides en général. Ne prend du lait que dans le café ou dans les plats.

OBSERVATION 33

Mlle Lily Moreau, 34 ans, femme du monde. Paraît beaucoup plus jeune que son âge. Poids, 63 kilogrammes. Est végétarienne depuis trois ans. Sa mère l'a entraînée à ce régime pour des raisons de santé. Mlle Lily avait des maux de tête, souffrait d'indigestions, de mal de reins, de malaises. Elle est devenue végétarienne par degrés; cela a demandé quelques semaines; a commencé en été; n'a ressenti aucun malaise. Les troubles ont disparu petit à petit. A une mine excellente. Sort tous les jours. S'occupe le matin de piano pendant deux heures et demie. Le soir va très souvent au concert ou à des conférences. Deux fois par semaine, jeu de raquette. En été, un peu de bicyclette. Nage en été. Est plus résistante à la fatigue, à la chaleur et au froid. Le teint est devenu plus clair. L'acné a disparu de la figure; il en est resté un peu dans le dos. Mange avec appétit, mais n'a jamais de tiraillements de l'estomac. Peut attendre tranquillement l'heure du repas. Dynamomètre : à droite, 31; à gauche, 28.

Genre d'alimentation. — Matin : Pommes et oranges en salade, céréales américaines avec lait.

Midi et demi : Repas principal. Soupe au lait, gruau, pâte; champignons, salades, légumes verts tous les jours; rarement des œufs en nature; œufs dans sauces et desserts. Peu de dessert Une tranche de pain complet (un pain de 1 livre = 12 tranches). Pas de boissons.

Goûter, 4 heures : Thé faible avec lait, sans sucre. Une tranche de pain grillé, une tranche de gâteau anglais (plum-cake).

Dîner, 7 heures : Toujours potage, un plat de pois ou lentilles; légumes verts ou salade. Peu ou point d'eau. N'a presque jamais soif. Voici le menu d'un dîner pris comme spécimen :

Assiettée de soupe avec croûtons.
Céleris-rave, 1/2 boule.
Purée de pois, 1 cuillerée à soupe.
Purée pomme de terre, 1 cuillerée à soupe.
Salade laitue, une bonne quantité.
Tranche de pain.
2 oranges.

OBSERVATION 34

Mme Léontine Amy, cuisinière chez Mme Moreau. Est âgée de 33 ans. Poids, 42 kilogrammes; petite taille. Est végétarienne depuis trois ans. Souffrait auparavant de migraines (front, côté droit) et d'une gastrite. Mme Moreau l'a envoyée chez le Dr Nyssens qui lui a recommandé le régime végétarien. A cessé de suite l'usage de la viande, à laquelle elle ne tenait pas beaucoup, sans être incommodée. Son frère a le rhumatisme articulaire; sa sœur commence à avoir des migraines.

Depuis qu'elle est végétarienne, les migraines sont devenues beaucoup plus rares et pas aussi fortes. La digestion est redevenue normale. Il y a cinq mois, a eu un bébé; pas de fièvre. A eu des varices étant enceinte. A l'heure actuelle, n'a plus de varices. Est très active toute la journée et plus résistante au travail qu'auparavant. Dynamomètre : à droite, 25; à gauche, 31.

Genre d'alimentation. — Matin : 2 tartines pain complet, beurre ou confiture; café au lait, une tasse ou deux.

Midi : Potage au lait et même menu que celui des maîtres, sauf qu'elle mange plus abondamment. A retrouvé l'appétit depuis qu'elle est végétarienne.

Goûter, 4 heures : Tartine, tasse de café.

Soir : Potage, légumes. Ne boit rien.

OBSERVATION 35

Mlle *Marie Gauthier* est végétarienne depuis cinq ans. Raisons d'hygiène; lecture de livres scientifiques. A renoncé à la viande à cause des produits toxiques qu'elle renferme. A essayé par transition. Aucuns inconvénients. A été encouragée par son médecin à devenir végétarienne à cause de son tempérament rhumatismal. Les migraines, les névralgies ont disparu, le rhumatisme a beaucoup diminué. Ne prend ni alcool, ni café, ni thé, ni chocolat. Boit du lait chaud aux repas. Se promène beaucoup. Fait de la bicyclette.

Nous allons passer maintenant aux observations des malades qui nous ont été envoyés par le Dr Mersch. Nous répétons que le côté pathologique de ces cas n'a nullement été approfondi ; il ne s'agissait que de connaître l'influence du régime végétarien et ces notes nous ont été données par les malades eux-mêmes.

OBSERVATION 36

M. *Herly*, militaire, 32 ans, poids 69 kilogrammes, taille 1^{m}72. Poids n'a pas varié. Est atteint du cœur, suite du rhumatisme (affection valvulaire). Est déjà malade depuis huit ans. Gêne, palpitations. Avait des attaques aiguës. A été traité par les médicaments; pas d'efforts, pas d'excès; pas d'alcool, pas de tabac. Déjà, depuis sept ou huit ans, ne mangeait de viande qu'une fois par jour. Est végétarien strict depuis trois mois, grâce aux conseils du Dr Mersch. Est devenu végétarien sans transition. Pas de malaise de transition. Est déjà mieux. L'état général est meilleur et la résistance est plus grande. Maintenant chaque indisposition passe plus vite. Etait avant abattu, n'avait pas beaucoup de courage; l'idée d'aller mieux remonte, cela encourage. Il peut faire 60 kilomètres à cheval en un jour (est très bien entraîné). Fait de l'escrime modérément; pas de mouvements très violents. La marche ne le fait pas souffrir. Le sommeil est bon. Dynamomètre : à droite, 60; à gauche, 55.

Genre d'alimentation. — Fromage blanc, 140 grammes (100 gr. sec); lait, 1 litre; pain, 400 grammes.

Remplace le pain par des amandes ou des biscuits secs. A part cela, légumes, pommes de terre, fruits à discrétion. Interdit : champignons, haricots, pois, etc. Est très satisfait des résultats du régime végétarien qu'il désire continuer.

OBSERVATION 37

Mlle *Marie Martens*. Hollandaise, 21 ans, institutrice. Poids, 56 kilogrammes; taille, 1^{m}63. A été atteinte de néphrite en janvier 1905 (origine probable de la maladie : froid humide). Avait les symptômes graves de l'albuminurie, sans fièvre. Est restée alitée pendant quatre mois. Régime lacté exclusif. Ensuite, legumes, pain, etc. Treize mois de régime végétarien. Actuellement a une apparence de santé florissante, bien qu'ayant encore un peu d'albumine. Sort tous les jours, dort les fenêtres ouvertes. Peut marcher comme une personne bien portante. Se promène deux fois par jour pendant une heure. Garde ensuite position couchée. Le mal de tête ainsi que le mal des reins ont passé. N'est plus frileuse. S'enrhumait avant facilement et avait froid aux pieds: souffrait de la gorge. Ces maux ont disparu. Est toujours très gaie. Avait auparavant beaucoup de cauchemars; le sommeil est maintenant tranquille; elle dort huit à neuf heures. A 65 p. c. d'hémoglobine. Mange avec appétit. Elle se propose à sa guérison complète de reprendre le régime mixte, n'étant devenue végétarienne que par nécessité absolue. Médecin traitant : docteur Mersch. La malade a suivi un régime très méthodique. Dynamomètre : à droite, 25; à gauche, 35.

Genre d'alimentation actuelle :

Pain	200 grammes.
Lait	1 litre 1/2.
Amandes douces	50 grammes.
Fromage blanc	100 grammes.
Blanc de 2 œufs.	
Riz au lait	150 grammes.

Carottes, salade braisée, pourpier, épinards, chicorée, rhubarbe à discrétion.

Interdit : Choux, champignons, asperges, pois, fèves, haricots, tomates, oseille. Pas de thé, de café, de bière, de chocolat, de jaune d'œuf.

OBSERVATION 38

M. *Baudin*, ecclésiastique français, 34 ans. Croit qu'il a plutôt gagné en embonpoint. Est végétarien depuis un an. Est arthritique et neurasthénique. L'arthritisme est héréditaire. Lui-même a eu rhumatisme, craquements dans les articulations; estomac embarrassé, digestion difficile, pyrosis, malaises. A souffert longtemps de l'intestin. Migraines, douleurs des membres. Impressionnabilité nerveuse extrême; tendance à la mélancolie. La vie de communauté, le contact de différents caractères lui étaient très désagréables. Dans contrariété souffrait beaucoup; abattement physique et moral. N'est pas anémique. Le Dr Mersch lui a conseillé le végétarisme et a défendu tous les aliments qui produisent l'acide urique. Il est devenu végétarien au bout de trois semaines de transition, et s'est vite accommodé à ce régime qu'il désire continuer même quand il sera guéri et qui lui convient à un point de vue philosophique et humanitaire. L'état général est bien meilleur; est plus gai, le sommeil est bon. Il digère tout ce qu'il mange. Il est d'avis que le régime végétarien est recommandable pour tout le monde, mais il faut aller progressivement. Dynamomètre : à droite, 44; à gauche, 45.

Genre d'alimentation. — *Matin 10 heures* : Tartines et tasse de lait.

Midi : Farines, noisettes, pâtes, fromage blanc, légumes, pain, eau. Ni café, ni thé, ni bière.

Soir 8 heures : La même chose.

Ne mange pas assez.

Quantités recommandées par le Dr Mersch :

Fromage blanc	100 gr.
Pain	300
Riz au lait	200
Lait	250

Légumes et fruits à discrétion (sauf amandes).

Défendu : Thé, café, cacao, chocolat, champignons, viande et poisson, jaune d'œuf, asperges, pois, lentilles, haricots.

OBSERVATION 39

M. *Jean Deval*, voyageur de commerce. Pèse maintenant 68 kilogr. 400 (son poids normal). Avait 59 kilogrammes quand il était malade. Taille, 1m82. Est végétarien depuis sept mois seulement. Souffrait de dilatation d'estomac et de gastrite chronique. Ne pouvait pas digérer; souffrait surtout deux heures après le repas. Vertiges. État nerveux. N'avait pas de courage pour travailler. Le régime de transition a duré quatre mois (médecin traitant : Dr Mersch). N'a jamais été incommodé. Ne souffre plus de l'estomac. Est plus résistant moralement. Le sommeil, qui était auparavant très agité et entrecoupé de cauchemars, est maintenant beaucoup plus calme. Esprit plus libre, mémoire meilleure. Aimait bien la viande, est devenu végétarien uniquement pour des raisons de santé. Comme il se trouve très bien de ce régime, il le continuera, même après sa guérison. Dynamomètre : à droite, 57; à gauche, 53.

Genre d'alimentation. — 700 grammes féculents cuits (riz, crêpes, puddings, riz au lait), 600 grammes de lait, 1,200 grammes de yoghourt (lait caillé), 100 grammes biscottes, 200 grammes pommes de terre, 50 à 75 grammes de beurre, 100 grammes de sucre.

A engraissé avec ce régime de 10 kilogrammes. Ni café, ni œufs, ni thé, ni bière.

OBSERVATIONS 40 et 41

M. *Jean Smets*, archiviste, 30 ans; poids actuel 58 kilogr. 400; taille 1^{m}68. Médecin traitant : Dr Mersch. Est végétarien depuis huit mois. Etait grand amateur de viande et en consommait beaucoup. Le passage au régime s'est fait très vite, presque sans transition. Raisons déterminantes : peur de l'artério-sclérose: migraines épouvantables durant huit jours; cauchemars; maux d'estomac; asthme nerveux. Son père est mort à 85 ans d'une tumeur à l'estomac.

Notre malade a commencé le régime le 26 avril 1905; a cessé de manger de la viande le 28 octobre 1905. Il a progressivement atteint au 5 janvier 1906 le poids de 61 kilogrammes, et il a maintenu ce poids jusqu'au 6 avril 1906. Actuellement il a perdu 1 kilog. 600. Il se considère comme tout à fait guéri. Disparition des migraines et des douleurs d'estomac. Est plus gai, plus dispos, esprit plus ouvert. Veut continuer régime. Sa femme commence à devenir végétarienne. Dynamomètre : à droite, 45; à gauche, 45.

Genre d'alimentation — *Matin* : 500 grammes yogourth (lait caillé).

Midi : 50 à 60 grammes gruyère, 350 grammes pain intégral, demi-litre lait cru.

Soir 7 heures : Un peu de pommes de terre, légumes (sauf pois et haricots), 350 grammes riz au lait (remplacé quelquefois par amandes, raisins secs, macaroni, semoule). Pas de pain. Eau d'Evian. Pas d'alcool, de café, de bière, de vin. Ne fume pas. Supporte très bien ce régime.

Son fils Franz, âgé de 9 ans et demi, a été soigné par le Dr Mersch pour une affection du foie. Le régime végétarien lui a fait énormément de bien. Il a commencé le régime le 8 octobre 1904; pesait alors 20 kilogr. 620. Le 24 mars 1905 pesait 24 kilogrammes. En naissant pesait 3 kilogrammes.

OBSERVATION 42

M. Alexandre Colin, ingénieur, 39 ans. Poids, 76 k.1/2 (habillé); taille 1^{m}64.

Est végétarien depuis six mois. Pendant près de trois mois il a remplacé la viande par une tasse de thé de Chine prise après le repas du midi. Médecin traitant : Dr Mersch.

Le régime végétarien lui a été recommandé à cause d' une entérocolite muco-membraneuse chronique. Etait très souffrant. Ne digérait pas. Au commencement du régime s'est senti un peu déprimé. Mais l'amélioration de l'entérite a été immédiate. Actuellement est guéri. Le sommeil qui était très mauvais auparavant est calme maintenant. Pas de rêves. N'est plus courbaturé le matin comme cela arrivait autrefois.

Le malade, qui avait dû interrompre ses occupations pour cause de neurasthénie, a pu reprendre son travail. Le rendement intellectuel est beaucoup meilleur. La lucidité d'esprit est plus grande, les idées plus nettes. De jour en jour se sent devenir plus résistant à la fatigue. Continuera ce régime; veut que sa femme et ses enfants s'y mettent. N'a jamais soif; jamais de sentiment de faim, et pourtant mange de bon appétit. Dynamomètre : à droite, 53; à gauche, 65.

Genre d'alimentation. — *Matin* : 20 grammes miel, 400 grammes lait bouilli, 220 à 250 grammes pain maltique.

Midi : 120 à 140 grammes légumes : laitue, épinards, carottes, endives; 100 à 120 grammes pommes de terre, 200 grammes farineux; riz au lait, semoule, macaroni; 50 grammes macarons ou pain à la grecque, 40 grammes blanc d'œuf coagulé, 20 grammes pain maltique. Ne boit rien.

4 heures : Verre d'eau avec jus.

Soir : 350 à 400 grammes macaroni au fromage, 50 grammes macarons ou pain à la grecque ou : 350 à 400 grammes riz à l'eau avec fromage, 200 grammes pudding aux macarons ou pain à la grecque, contenant du lait et le blanc de deux œufs, 50 grammes macarons ou pain à la grecque. Un verre d'eau le soir avant d'aller se coucher. Pas d'autres boissons.

Dans la suite, le pain maltique a été remplacé par du pain complet, on a supprimé les 40 grammes de blanc d'œuf à midi; les quantités de farineux ont été réduites; le verre d'eau du soir a été remplacé par un plat de fraises (à la date du 17 juin 1906).

OBSERVATION 43

Mlle Lucile Colin, sœur du précédent, institutrice, 40 ans. Est complètement végétarienne depuis six mois. Médecin traitant : Dr Mersch. Est devenue végétarienne pour des raisons de santé : ne digérait pas, était menacée d'ulcérations de l'estomac. Etait tellement affaiblie qu'elle a dû quitter l'école. A cessé l'usage de la viande progressivement. Au commencement a maigri; a repris ensuite. Pèse 51 kilos; taille, 1m55. A été rhumatisante. Se sent beaucoup mieux, a gagné beaucoup de forces, digère ce qu'elle mange. L'état général est meilleur. N'a pas encore repris ses travaux. Avait auparavant cauchemars; maintenant les rêves ne la tiennent plus éveillée. A l'intention de rester végétarienne. Dynamomètre : à droite, 30; à gauche, 24.

Genre d'alimentation. — Fromage blanc, 150 à 180 grammes; farineux, 50 grammes; pain à la grecque, 120 à 140 grammes; lait, un litre.

Suit à peu près le même régime depuis six mois.

Nous venons de passer en revue l'observation de *43 végétariens* (hommes, femmes, enfants). En réalité, ce nombre est plus grand, car parmi les végétariens examinés, quelques-uns nous ont renseigné sur d'autres membres de leur famille qui avaient adopté le régime végétarien et qui s'en trouvaient très bien.

On peut dire que presque toutes les professions ont défilé devant nous; nous avons vu *des docteurs, des étudiantes, professeurs, institutrices, un ingénieur, des peintres, un prêtre, des rentières, des femmes du monde, des ménagères, une conférencière, des commerçants, négociants, des employés de commerce, un voyageur de commerce, un archiviste, un officier, une dactylographe, un correcteur d'imprimerie, des artisans, une cuisinière.* Seuls, les ouvriers faisaient défaut. Mais nous verrons plus loin que les conclusions qui se dégagent de cette étude au point de vue de la force musculaire intéressent l'ouvrier en premier lieu. Nous avons eu aussi des personnes de tous les âges, depuis l'enfance jusqu'à l'âge voisin de la vieillesse.

Voici maintenant les principales conclusions qui se dégagent de ces observations :

1° Pour suivre le régime végétarien *il n'est nullement nécessaire d'ingérer des quantités énormes d'aliments.* Tout dépend d'un choix rationnel des aliments.

Tous nos végétariens suivent à peu près le régime du Dr Haig, de Londres, c'est-à-dire qu'ils se passent non seulement de viande, mais emploient aussi très peu d'œufs et de légumineuses. C'est dans les céréales (dans leurs formes si variées), le lait, le fromage (en particulier le fromage blanc), les légumes frais et les fruits frais et secs, qu'ils puisent leur énergie chimique. Quelques-uns prennent des œufs en nature, mais jamais en grande quantité. La majorité se passe d'œufs. Il est certain que tous nos végétariens ne suivent pas un régime rationnel; il est plus facile de se nourrir de viande, car il n'y a qu'à se conformer à un usage; il est plus difficile de se nourrir convenablement en suivant le régime végétarien, car, dans l'état actuel de nos mœurs, c'est un régime d'exception. Aussi, les menus qui se trouvent décrits ne sont pas des menus modèles; le régime végétarien comporte des variations infinies (1).

Nous pourrions recommander à nos végétariens d'user du sucre sous toutes ses formes, plus qu'ils ne le font en général.

Malgré ces imperfections, la fixité de poids qu'on observe chez

---

(1) Pour recettes végétariennes voir les livres suivants publiés par la Société végétarienne de France :

Carlotto Schulz. *La Table du végétarien.* Prix : 3 fr. 60.

Ernest Nyssens. *La Cuisine rationnelle.* Prix : 1 franc.

Petit guide pratique de cuisine végétarienne. Prix : 25 centimes.

nos végétariens témoigne qu'il n'y a pas autophagie et que les réserves organiques ne sont pas attaquées. Mais certaines personnes suivent un régime vraiment rationnel, dont il convient de les féliciter, car il répond à toutes les exigences de la ration physiologique ;

2° Tous nos végétariens *sont abstinents complets* et ne font qu'un usage très restreint de café, de thé et de chocolat (plutôt par habitude que par nécessité). Ils ne boivent pas, parce qu'ils n'ont presque jamais soif, l'eau contenue dans les aliments végétariens leur suffisant pleinement. Ils ne boivent pas, en outre, car les aliments végétariens n'éveillent pas la soif artificielle, ainsi que le fait la viande qu'on prépare d'habitude fortement épicée afin de cacher son goût et son odeur de décomposition. Ils ne boivent pas, *enfin*, pour cette raison que les boissons sont en général excitantes, et ils n'éprouvent aucun besoin de ranimer leurs forces au moyen d'aliments nervins ;

3° La plupart d'entre eux *n'ont nullement renoncé aux plaisirs de la table*, et même ils trouvent beaucoup plus de saveur aux plats végétariens, préparés de façon à garder aux aliments leur saveur naturelle, que dans les plats carnés, apprêtés et assaisonnés d'une façon *par trop artificielle*. Bien qu'ayant conservé l'appétit, ils ont perdu ces fringales, signes de faiblesse nerveuse, qui viennent tirailler les entrailles des nécrophages. La faim n'est jamais chez eux impérieuse, et un repas manqué ne leur donne pas de maux de tête et de malaises.

C'est ainsi qu'ils ont pu diminuer le nombre des repas ; la plupart d'entre eux se passent de goûter. Trois repas leur suffisent pleinement ;

4° La plupart d'entre eux *suivent aussi d'autres règles d'hygiène* : ils dorment la fenêtre ouverte, *s'adonnent avec plaisir aux exercices physiques ;* les femmes ont abandonné l'usage du corset et les hommes l'usage du tabac ;

5° La plupart d'entre eux accusent *une résistance plus grande au travail physique et au froid ;*

6° La digestion s'accomplit très bien ; ils peuvent, *après leur frugal repas, se mettre immédiatement au travail*, quel qu'il soit. Avant d'être végétariens, ils se plaignaient, même en dehors de toute affection stomacale, de lourdeur après les repas copieux, arrosés souvent de bière ou de vin. Tout cela a disparu et le travail est tout aussi facile immédiatement après le dîner qu'à n'importe quelle heure ;

7° Ceux qui s'occupent de travail intellectuel accusent *un meilleur rendement intellectuel :* le travail est plus méthodique, les idées plus nettes, la lucidité d'esprit est plus grande, les perceptions plus affinées ;

8° Certains d'entre eux accusent *un changement dans le caractère, qui est devenu plus gai, plus doux.* Ils se sentent beaucoup plus calmes, et partant plus heureux.

9° Presque tous les végétariens interrogés à ce sujet ont déclaré *jouir d'un excellent sommeil, calme, sans cauchemars et sans beaucoup de rêves.* Auparavant, le sommeil était agité et souvent entrecoupé de cauchemars. Il est probable que cette absence de cauchemars et le sommeil tranquille sont dus à une meilleure digestion. Mais il apparaît aussi comme très probable que les cauchemars sont dus à l'action excitante sur le cerveau des toxines de la viande, en particulier quand elle est prise tard dans la soirée;

10° La plupart des végétariens *paraissent plus jeunes que leur âge,* les dames notamment se distinguent par leur teint clair et frais. Le végétarisme entretient la jeunesse en donnant non seulement la fraîcheur du teint, mais aussi la sveltesse des formes. Ils se sentent jeunes et le sont de fait;

11° *Le régime de transition* paraît très utile, bien qu'il ne soit pas indispensable pour les personnes bien portantes. Ces dernières peuvent devenir végétariennes du jour au lendemain, mais il est préférable de conserver encore pendant quelque temps l'usage du café et du thé et de ne pas supprimer brusquement tous les excitants. Le régime moderne des grandes villes est presque exclusivement carné et les légumes n'y entrent que pour une part insignifiante. Quiconque veut devenir végétarien doit non seulement se déshabituer de manger de la viande, mais il doit encore s'habituer à manger les légumes, les céréales et autres plats végétariens. Dans le régime de transition, la viande doit être diminuée progressivement et remplacée par des quantités équivalentes de plats végétariens. Dans ces conditions, la dépression consécutive à la *désintoxication* sera réduite à son strict minimum (c'est elle qui a donné à bien des personnes le change avec l'affaiblissement vrai, entre autres à Spencer);

12° *Les raisons* qui ont poussé au végétarisme sont nombreuses : les raisons *thérapeutiques,* quand ce régime a été exigé par le médecin traitant pour guérir une maladie; les raisons *hygiéniques,* quand, sous l'influence des notions d'hygiène alimentaire ou de la lecture des publications végétariennes, ou enfin sur les conseils d'un médecin éclairé, certaines personnes ont décidé d'adopter un régime leur procurant le maximum de santé; enfin, les raisons *économiques, humanitaires, philosophiques et morales,* qui, à notre avis, non seulement ne sont pas nuisibles ou même indifférentes à la cause végétarienne, mais sont pour elle d'une grande utilité. Souvent ces raisons s'associent entre elles. Telle personne, qui est devenue végétarienne pour des raisons de santé, continue à l'être pour des raisons humanitaires, car il lui est infiniment agréable de savoir qu'elle ne contribue pas personnellement au triste spectacle de la boucherie universelle. D'autres personnes, devenues végétariennes exclusivement pour des raisons philosophiques et morales, sont agréablement surprises d'apprendre que ce régime est compatible avec une bonne santé, et même avec un maximum de santé et de force.

L'histoire de l'humanité nous apprend que le progrès d'ordre moral est inséparable du progrès d'ordre purement scientifique; il n'y a donc aucune honte à avouer qu'on est partisan du végétarisme, non seulement pour des raisons hygiéniques, mais aussi parce qu'il épargne à l'homme la triste et cruelle nécessité d'être un bourreau vis-à-vis des êtres qui lui sont à peine inférieurs d'un degré dans l'échelle biologique. Et l'on pourrait ajouter que l'homme est la première victime de cet état de choses, son intelligence et sa sensibilité ne pouvant s'accommoder à ce rôle de bourreau. Il en résulte nécessairement une dégradation morale (1).

13° Quant aux bénéfices acquis par les végetariens au point de vue de la santé, ils sont innombrables. Sans parler de la guérison ou de l'amélioration de maladies graves, telles que l'entéro-colite, l'albuminurie, maladies du cœur, etc., nous enregistrons parmi nos végétariens des guérisons d'une foule de symptômes arthritiques, tels que migraines, dartres, acné, insomnies, dyspepsie, neurasthénie, etc. Tous se trouvent d'ailleurs si bien, avec ce régime, qu'ils ne désirent nullement changer et entraînent même leurs proches. La plupart de nos végétariens l'étaient déjà depuis cinq à six ans, et leurs témoignages ont une grande valeur.

En résumé, *le régime végétarien guérit l'arthritisme ou empêche l'éclosion de la diathèse.* Comme l'arthritisme, avec toutes ses complications et ses conséquences (maladies du cœur et des artères, hémorragie cérébrale, la goutte, le rhumatisme, l'obésité, la *néphrite,* les maladies de la peau, la neurasthénie, la dyspepsie, etc.), est la cause de la presque totalité des maladies chroniques, c'est-à-dire de *sénilité* prématurée et, partant, *de la mort avant l'âge,* il faut en conclure que le végétarisme scientifique prépare à ses adeptes une vie beaucoup plus longue, plus calme et sans souffrances. Les cas de longévité extraordinaire se rencontrent d'ailleurs le plus souvent chez les gens sobres ou végétariens. La mort sans agonie ne sera plus si terrifiante (2).

---

(1) Tout récemment, dans un pays du Nord, parmi les candidats à l'emploi de bourreau, on a enregistré une majorité stupéfiante de bouchers !

(2) Voir l'intéressante brochure de Henri Collière : *Végétarisme et Longévité* (Société végétarienne de France, rue Charlot, 24, Paris, 1905).

II. — Force musculaire des végétariens étudiée à l'ergographe et au dynamomètre

1° Comparaison des courbes et du travail ergographique des végétariens et des carnivores

Un problème important se posait au point de vue de l'énergétique des végétariens, c'est celui de connaître la valeur de leur force musculaire et de leur résistance au travail par des procédés expérimentaux. Or, l'ergographe présente l'avantage incontestable sur les autres procédés de donner *la mesure* du travail accompli en kilogrammètres, ainsi que *la courbe* suivant laquelle évolue la fatigue.

Deux voies s'ouvraient devant nous. On pouvait soumettre expérimentalement certaines personnes au régime végétarien, en leur donnant une ration calculée, et étudier leur force ergographique. Ce procédé de laboratoire, qui, à première vue, paraît posséder toute la rigueur scientifique, aurait encore l'avantage de donner un point de comparaison entre les différents régimes chez les mêmes personnes. Mais ce serait un procédé artificiel, les personnes soumises au végétarisme expérimental n'étant pas dans des conditions naturelles. Nous savons, en effet, que le passage d'un régime à un autre peut s'accompagner de certains troubles, quelquefois sérieux. Par conséquent, nous nous sommes adressés à des végétariens qui pratiquaient le régime déjà depuis plusieurs années et qui étaient arrivés à une grande stabilité physiologique entre leurs recettes et leurs dépenses. Les courbes ergographiques de ces végétariens ont été ensuite comparées avec celles que nous avions recueillies, déjà depuis de longues années, chez les non-végétariens, c'est-à-dire chez les gens qui suivent un régime mixte (composé en grande partie de viandes). On pourra objecter que la comparaison n'a pu être très rigoureuse, car, entre les deux catégories d'individus, il y avait aussi des différences d'âge, de profession, etc. Mais ces différences secondaires s'effacent complètement vis-à-vis des modifications introduites par le régime alimentaire; ces dernières impriment un cachet constant aux courbes des deux catégories d'individus, indépendamment de la race, de l'âge, du sexe, de la profession.

On distingue en physiologie l'*épreuve de fond*, telle qu'on l'obtient à l'ergographe et qui exprime la durée maxima de l'effort, la résistance à la fatigue, et l'*épreuve de la force*, qui donne l'énergie de l'effort momentané et s'étudie au dynamomètre (voir plus loin).

L'ergographe de Mosso a été spécialement inventé par l'illustre physiologiste italien pour mesurer l'*endurance*.

Cet instrument a l'avantage de faire travailler isolément une partie restreinte du corps, les deux muscles fléchisseurs d'un seul doigt (le médius); à ce doigt est attachée une corde qui sert à soulever un poids; à chaque flexion du médius on soulève le poids jusqu'à une certaine hauteur.

L'ergographe (voir fig. 1) se compose de deux parties : l'une qui

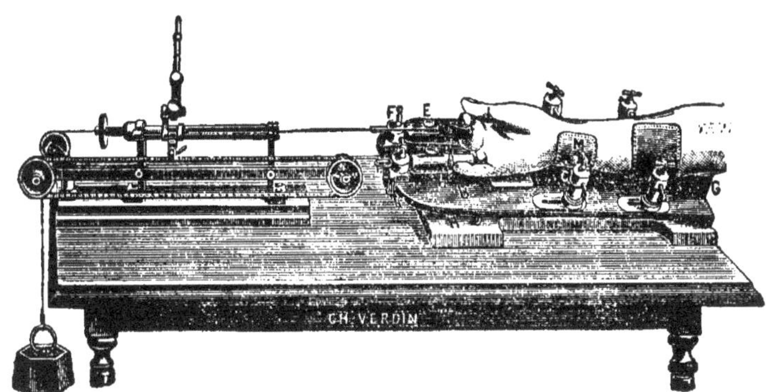

Fig. 1. — L'ergographe de Mosso.

sert à fixer la main, l'autre, qui inscrit les flexions du doigt. La première partie contient quatre coussinets (*M*) creux à l'intérieur, destinés à contenir le poignet et l'avant-bras. Plus en avant se trouvent deux tubes de cuivre (*A*) dans lesquelles on enfonce l'index et l'annulaire de la main ; le médius, avec lequel on travaille, reste libre. Tous ces procédés de convention ont pour but d'immobiliser les parties de la main qui ne doivent pas prendre part au travail, ainsi que l'avant-bras.

La seconde partie de l'appareil est le curseur enregistreur. Il porte une plume pour inscrire les mouvements du doigt et glisse le long de deux tringles d'acier. Le curseur est relié par des crochets à deux cordes; l'une est attachée au médius; l'autre, après s'être refléchie sur une poulie, se termine par le poids à soulever.

L'expérience se fait donc de la façon suivante. Un métronome bat la seconde. Chaque deux secondes le sujet d'expérience contracte le doigt médius avec toute la force disponible à ce moment; le doigt en se fléchissant tire sur la corde et soulève le poids, et le curseur, qui se trouve sur le trajet, est déplacé sur les tringles de cuivre; la longueur de son parcours est égale à la hauteur de soulèvement du poids.

Connaissant la valeur du poids (2 à 5 kilogrammes suivant les personnes), et la hauteur de l'ascension, on peut évaluer en kilogrammètres le travail mécanique exécuté par le doigt dans une série de contractions prolongées jusqu'à l'extrême fatigue.

Pour garder une trace permanente de ces contractions successives on a recours à la méthode graphique. A cet effet un cylindre recouvert de papier noirci au noir de fumée se déplace très lentement dans le voisinage immédiat de l'ergographe ; la plume du curseur repose sur ce cylindre (non figuré). Chaque déplacement du curseur s'inscrit en ligne droite sur le papier du cylindre (1).

La hauteur de ces lignes droites inscrites sur le cylindre diminue petit à petit sous l'influence de la fatigue ; au bout d'un certain nombre de contractions (nombre variable suivant les individus), l'effort devient impossible et l'expérience s'arrête. On appelle *ergogramme* la série des lignes droites inscrites sur le cylindre. On n'a qu'à additionner leur hauteur totale et multiplier cette hauteur par le poids soulevé pour évaluer le *travail mécanique* accompli jusqu'à l'épuisement complet des fléchisseurs.

L'expérience ergographique est donc une *épreuve d'endurance*. Cette endurance est variable suivant les individus, et aussi suivant le genre de vie, le genre d'alimentation, la fatigue précédente ou le repos, et beaucoup d'autres circonstances. Il suffit de signaler que l'épreuve ergographique est d'un usage courant en physiologie toutes les fois qu'on désire connaître expérimentalement et d'une façon absolument précise la résistance à la fatigue et aussi l'action des différents facteurs qui peuvent modifier cette résistance (alcool, café, sucre, anémie, action des poisons, des médicaments, etc.). On appelle *courbe de fatigue* la ligne qui unirait dans la pensée les sommets de toutes ces contractions. Cette courbe est soit convexe, soit concave, soit légèrement infléchie, mais, chose extrêmement remarquable, *la courbe de chaque individu est à peu près constante* d'un jour à l'autre, et même à plusieures années d'intervalle, si les conditions expérimentales restent les mêmes. On peut donc faire des études comparatives d'ergographie suivant les différents individus, suivant le genre d'alimentation et suivant beaucoup d'autres circonstances. On n'avait jamais encore étudié la force ergographique des végétariens.

Nous avons soumis *17 végétariens* (six hommes et onze femmes) à l'expérience de l'ergographe. La planche qui se trouve à la fin de notre ouvrage permet de juger des ergogrammes obtenus. Quant aux résultats numériques des expériences, ils sont envisagés dans les quatre tables ci-après :

---

(1) On rend ces tracés indélébiles en les fixant au moyen d'un vernis (gomme-laque dans de l'alcool).

TABLEAU I. — **Végétariens.**

Main droite.

H. T, hauteur totale de l'ergogramme en millimètres ; N, nombre de contractions dans un ergogramme ; Q, quotient de fatigue ou hauteur moyenne de l'ergogramme en millimètres ; T. M. travail mécanique de l'ergogramme en kilogrammètres ; P, poids soulevé à chaque contraction.

Les deux ergogrammes se prennent à un intervalle de deux minutes.

	PREMIER ERGOGRAMME					DATE DE L'EXPÉRIENCE	DEUXIÈME ERGOGRAMME				
	P.	N.	H. T.	Q.	T. M.		P.	N.	H. T.	Q.	T. M.
	k.						k.				
MM. Brun	4	69	1,208	17,50	4,832	5 juillet 1905 . . .	4	80	1,269	15,86	5,076
Malbert	4	52	1,417	27,20	5,668	1er avril — . . .	»	»	»	»	»
Norman	4	49	829	16,70	3,276	1er avril — . . .	»	»	»	»	»
Verlon	4	83	1,679	20,20	6,717	9 novembre — . . .	»	»	»	»	»
Van den Burgh. .	4	66	2,164	32,27	8,656	» — . . .	4	86	1,445	16,80	5,780
Moyenne . . .	4	63,8	1,457	22,28	5,830	Moyenne . . .	4	83	1,357	16,33	5,418

TABLEAU II. — **Végétariens.**

Main gauche.

H. T, hauteur totale de l'ergogramme en millimètres ; N, nombre de contractions dans un ergogramme ; Q, quotient de fatigue ou hauteur moyenne de l'ergogramme en millimètres ; T. M, travail mécanique de l'ergogramme en kilogrammètres ; P, poids soulevé à chaque contraction.

Les deux ergogrammes se prennent à un intervalle de deux minutes.

	PREMIER ERGOGRAMME					DATE DE L'EXPÉRIENCE	DEUXIÈME ERGOGRAMME				
	P.	N.	H. T.	Q.	T. M.		P.	N.	H. T.	Q.	T. M.
MM. Brun	k. 4	142	2,203	15,50	8,812	5 juillet 1905 . . .	k. 4	57	520	9,1	2,080
Malbert	4	76	1,878	24,70	7,512	1er avril — . . .	»	»	»	»	»
Norman	4	91	1,814	19,90	7,256	1er avril — . . .	»	»	»	»	»
Verlon	4	151	2,710	17,90	10,840	9 novembre — . . .	»	»	»	»	»
Van de Haag . .	4	160	2,851	20,32	11,404	1er avril — . . .	»	»	»	»	»
Moyenne . . .	4	124	2,291	19,66	9,165	Moyenne . . .	»	»	»	»	»

Tableau III. — **Végétariennes.**

Main droite.

H. T, hauteur totale de l'ergogramme en millimètres ; N, nombre de contractions dans un ergogramme ; Q, quotient de fatigue ou hauteur moyenne de l'ergogr. en millimètres ; T. M, travail mécanique de l'ergogr. en kilogrammètres ; P, poids soulevé à chaque contraction.

Les deux ergogrammes se prennent à un intervalle de deux minutes.

	PREMIER ERGOGRAMME					DATE DE L'EXPÉRIENCE	DEUXIÈME ERGOGRAMME				
	P.	N.	H. T.	Q.	T. M.		P.	N.	H. T.	Q.	T. M.
	k.						k.				
Mme Arnold	3	115	2,080	18,10	6,240	16 mars 1905	3	61	1,033	16,93	3,099
Mlle Arnold	3	98	1,918	19,56	5,754	3 mars —	3	56	961	17,16	2,883
Charpentier	3	99	2,235	22,57	6,705	28 février —	»	»	»	»	»
»	3	57	1,634	28,66	4,902	20 mars —	3	37	784	21,16	2,352
Miss Kerry	3	49	852	17,40	2,556	8 novembre —	3	52	527	10,13	1,581
»	3	62	1,190	19,20	3,570	10 novembre —	»	»	»	»	»
Mlles Limmer Marguerite	3	70	1,687	24,10	5,061	5 juillet —	3	41	673	16,40	2,019
Limmer Amélie	3	178	2,760	15,50	8,280	5 juillet —	3	54	844	15,63	2,532
Sokoloff	3	69	1,435	20,80	4,305	27 mars —	3	37	777	21,00	2,331
»	3	47	850	18,10	2,550	1er avril —	3	52	644	12,20	1,932
Vanden Schoot	3	99	1,947	19,66	5,841	9 mars —	3	80	1,545	19,30	4,635
Evens Julia	3	28	892	31,80	2,673	9 novembre —	»	»	»	»	»
Gautier Marie	3	62	1,056	17,00	3,168	10 mars —	»	»	»	»	»
»	3	76	1,206	15,87	3,618	15 novembre —	3	50	758	15,16	2,274
»	3	45	953	21,17	2,860	16 novembre —	3	34	567	16,67	1,701
Moyenne	3	77	1,513	20,60	4,539	Moyenne	3	50,3	828	16,52	2,394

TABLEAU IV. — **Végétariennes.**

Main gauche.

H. T, hauteur totale de l'ergogramme en millimètres ; N, nombre de contractions dans un ergogramme ; Q, quotient de fatigue ou hauteur moyenne de l'ergogramme en millimètres ; T. M, travail mécanique de l'ergogramme en kilogrammètres ; P, poids soulevé à chaque contraction.

Les deux ergogrammes se prennent à un intervalle de deux minutes.

	PREMIER ERGOGRAMME					DATE DE L'EXPÉRIENCE	DEUXIÈME ERGOGRAMME				
	P.	N.	H. T.	Q.	T. M.		P.	N.	H. T.	Q.	T. M.
	k.						k.				
Mme Arnold	3	93	1,270	13,65	3,810	16 mars 1905	3	37	526	14,20	1,578
Mlles Arnold	3	69	1,239	17,90	3,717	3 mars —	3	60	1,017	16,95	3,051
Charpentier	3	65	1,247	19,00	3,741	28 février —	»	»	»	»	»
»	3	49	1,300	26,50	3,900	20 mars —	3	31	538	17,35	1,614
Limmer Maguerite	3	73	1,447	19,80	4,341	5 juillet —	3	41	683	16,65	2,049
Limmer Amélie	3	127	2,229	17,55	6,687	5 juillet —	»	»	»	»	»
Sokoloff	2	57	966	16,90	2,898	27 mars —	3	66	843	12,70	2,529
Vanden Schot	3	34	692	20,35	2,076	15 mars —	3	34	232	6,80	696
Evens Julia	3	36	786	21,80	2,358	9 novembre —	3	16	400	25, »	1,200
Gautier Marie	3	442	5,352	12,10	5,056	10 mars —	»	»	»	»	»
Dédenne	3	62	987	15,90	2,961	4 juillet —	3	48	674	14, »	2,022
»	3	68	1,041	15,30	3,123	5 juillet —	3	41	622	15, »	1,863
Moyenne	3	97,91	1,546	18,06	4,556	Moyenne	3	41,5	615	15,40	1,844

Tableau des moyennes

Premier ergogramme, main droite

	NOMBRE DE SOULÈVEMENTS	HAUTEUR TOTALE	QUOTIENT DE FATIGUE	TRAVAIL MÉCANIQUE
		millimètres	millimètres	kilogrammètres
Végétariens . .	64	1,457	22,9	5,803
Végétariennes .	77	1,513	20,6	4,539

Deuxième ergogramme, main droite

	NOMBRE DE SOULÈVEMENTS	HAUTEUR TOTALE	QUOTIENT DE FATIGUE	TRAVAIL MÉCANIQUE
		mm.	mm.	kgm.
Végétariens . .	83	1,357	16,33	5,418
Végétariennes .	50	828	16,52	2,394

Premier ergogramme, main gauche

	NOMBRE DE SOULÈVEMENTS	HAUTEUR TOTALE	QUOTIENT DE FATIGUE	TRAVAIL MÉCANIQUE
		mm.	mm.	kgm.
Végétariens . .	124	2,291	19,66	9,165
Végétariennes .	98	1,546	18,52	4,556

Deuxième ergogramme, main gauche

	NOMBRE DE SOULÈVEMENTS	HAUTEUR TOTALE	QUOTIENT DE FATIGUE	TRAVAIL MÉCANIQUE
		mm.	mm.	kgm.
Végétariennes .	41	615	15,4	1,844

Comparons maintenant ces moyennes avec les chiffres obtenus chez les omnivores (carnivores). Nous avons à ce sujet un grand nombre d'observations, mais comme elles sont dispersées dans des publications nombreuses, nous préférons nous en tenir aux résultats obtenus par H. Schouteden (1) dans un travail fait il y a trois ans sur les conseils de J. Ioteyko. L'auteur y a examiné la force ergographique des deux mains chez 25 élèves de l'Université de Bruxelles :

1° Voici la comparaison de la force ergographique de la *main droite (premier ergogramme)*, faite chez les carnivores et les végétariens-hommes (ces derniers ayant montré une force supérieure à gauche, nous les comparerons aux gauchers carnivores).

Le *nombre de soulèvements* à l'ergographe est de 69 chez les végétariens, de 38 chez les omnivores, c'est-à-dire qu'il est presque *deux fois plus grand* chez les premiers.

La *hauteur totale de l'ergogramme* est de 1,457 millimètres chez les végétariens, de 1,040 millimètres chez les omnivores, c'est-à-dire que chez les premiers elle est *plus grande environ d'un tiers.*

Le *quotient de fatigue* (ou hauteur moyenne de l'ergogramme) est égal à 23 millimètres chez les végétariens, à 27 millimètres chez les omnivores.

Le *travail mécanique* est égal à 5^{kgm},830 chez les végétariens, à 4^{kgm},190 chez les omnivores, c'est-à-dire que chez les premiers il est plus grand environ de 39 p. c.;

2° Ces différences en faveur des végétariens sont encore bien plus accentuées pour la *main gauche.*

Le *nombre de soulèvements* à l'ergographe est de 124 chez les végétariens, de 53 chez les omnivores (gauchers), c'est-à-dire qu'il est presque *deux fois et demi* plus grand chez les premiers que chez les seconds.

La *hauteur totale de l'ergogramme* est de 2,291 millimètres chez les végétariens, de 1,400 millimètres chez les omnivores, c'est-à-dire que chez les premiers *elle est plus grande environ d'un tiers.*

Le *quotient de fatigue* est égal à 20^{mm} chez les végétariens, à 26^{mm} chez les omnivores.

Le *travail mécanique* est égal à 9^{kgm}165 chez les végétariens, à 5^{kgm}636 chez les omnivores, c'est-à-dire que chez les premiers *il est plus grand environ de 62 p. c.*

En prenant la moyenne de la main droite et de la main gauche, on peut estimer à *55 p. c. le gain des végétariens au point de vue de la production du travail mécanique;*

3° Faisons maintenant la même évaluation pour le travail des femmes. Les végétariennes, accusant une force plus grande à droite, nous les comparerons aux femmes omnivores droitières.

Nous avons pour la *main droite :*

---

(1) *Ergographe de la main droite et de la main gauche. (Annales de la Soc. roy. des sciences méd. et nat. de Bruxelles*, fasc. I., 1904.)

Le *nombre de soulèvements* à l'ergographe est de 77 chez les végétariennes, de 38 chez les omnivores, c'est-à-dire qu'il est *le double* chez les premières.

La *hauteur totale* de l'ergogramme est de 1,513 millimètres chez les végétariennes, de 1,060 millimètres chez les omnivores, donc chez les premières elle est plus grande environ d'un tiers.

Le *quotient de fatigue* est égale à 20^{mm} chez les végétariennes, à 27^{mm} chez les omnivores.

Le *travail mécanique* est égal à $4^{kgm}559$ chez les végétariennes, à $3^{kgm}713$ chez les omnivores, c'est-à-dire que chez les premières il est plus grand environ de 22 p. c. ;

4° Passons maintenant à la *main gauche :*

Le *nombre de soulèvements* à l'ergographe est de 98 chez les végétariennes, de 29 chez les omnivores, c'est-à-dire qu'il est plus de trois fois plus grand chez les premières.

La *hauteur totale* de l'ergogramme, qui est égale à 1,546 millimètres chez les végétariennes, est de 720 chez les omnivores, donc elle elle est plus de deux fois plus grande chez les premières.

Le *quotient* de fatigue est égal à 18^{mm} chez les végétariennes, à 24^{mm} chez les omnivores.

Le *travail mécanique* est égal à $4^{kgm}556$ chez les végétariennes, à $2^{kgm}527$ chez les omnivores, c'est-à-dire que chez les premières il est plus grand environ de 80 p. c.

En prenant la moyenne de la main droite et de la main gauche, on peut estimer à 51 p. c. *le gain des végétariennes au point de vue de la production du travail mécanique.*

Conclusions

Représentons ces divers résultats sous forme de tables.

Comparaison du travail mécanique fourni par les végétariens et les carnivores.

	Travail mécaniq^e main droite	Gain, main droite	Travail mécaniq^e main gauche	Gain, main gauche	Moyenne du gain pour les deux mains
	kgm.		kgm.		
Végétariens . .	5,830	39 0/0	9,165	62 0/0	55 0/0
Carnivores . .	4,190	»	5,636	»	»
Végétariennes .	4,539	22 0/0	4,556	80 0/0	51 0/0
Carni. (femm^es).	3,713	»	2,527	»	»

Cette comparaison du travail mécanique des végétariens et

des carnivores est très significative. Nous voyons l'énorme gain réalisé par les végétariens au point de vue du travail mécanique. C'est l'homme carnivore qui peut se comparer à la femme végétarienne au point de vue de la force (la moyenne de la force des deux côtés chez l'homme carnivore étant de $4^{kgm}913$, la moyenne des deux côtés chez la femme végétarienne atteignant $4^{kgm}547$). Et pourtant les hommes carnivores, qui ont servi de comparaison, étaient des jeunes gens doués d'une force considérable. Mais l'homme végétarien est bien supérieur à l'homme carnivore, la femme végétarienne est bien supérieure à la femme carnivore. Bien que la différence en faveur des végétariens soit accentuée pour les deux mains, *elle est surtout apparente pour la main gauche.* En moyenne, on peut dire que, **grâce au régime végétarien le travail mécanique s'accroît de 50 p. c.** Et il ne faut pas perdre de vue que nos végétariens n'étaient nullement d'une apparence herculéenne, et que, parmi les femmes, il y avait même des personnes plutôt chétives et dont le régime alimentaire laissait à désirer. Et pourtant, au bout de plusieurs années de végétarisme, elles ont acquis une endurance au travail tout à fait remarquable.

Outre la somme de travail mécanique, il y a encore d'autres éléments à envisager dans une courbe, il y a notamment à considérer la *forme* de la courbe, c'est-à-dire la répartition du travail dans le temps.

L'inspection des courbes des végétariens montre, à côté de quelques différences individuelles, des analogies très grandes entre toutes les courbes, qui les font nettement distinguer des courbes des carnivores. Nous venons de voir que le travail mécanique est bien plus considérable chez les végétariens; or, cet accroissement de travail ne se fait pas par une augmentation de la hauteur des contractions; les contractions non seulement ne sont pas plus hautes chez les végétariens que chez les carnivores, mais elles sont même un peu plus basses; en revanche, c'est *leur nombre* qui est considérablement accru. Consultons en effet les chiffres : *le nombre des contractions est souvent doublé, quelquefois même il est triplé chez les végétariens, comparativement aux carnivores.* Ceci a une importance très grande. Dans toutes les expériences, aussi bien chez les végétariens que chez les carnivores, on a employé le même ergographe de Mosso et les contractions se suivaient toujours à 2 secondes d'intervalle. Le poids à soulever a légèrement varié, mais il doit s'adapter aux individus et ne peut rester invariable. Or, le nombre de contractions qu'on peut effectuer jusqu'à l'extrême fatigue mesure le temps pendant lequel s'effectue le travail. **Les végétariens peuvent donc travailler deux ou trois fois plus longtemps que les carnivores avant d'arriver jusqu'à l'épuisement.** L'effort est plus régulièrement réparti chez les végétariens: leur courbe se tient assez longtemps à un niveau élevé et ne descend que très lentement. La courbe des non-végétariens est plus élevée au début, mais la descente se fait rapidement. On a l'impression que le début du travail se fait avec gaspillage de force et que l'effort ne peut être soutenu très longtemps à cause de ce gaspillage. *Le travail des végétariens est bien plus productif; ce sont de vraies courbes de résistance.*

Il y a certainement des différences individuelles, mais le caractère que nous venons d'indiquer est tout à fait général.

La hauteur moyenne (quotient de fatigue) de la courbe est plus petite chez les végétariens que chez les carnivores. Ceci est dû en majeure partie à la longueur de la courbe. La valeur de la contraction maximum est chez eux aussi plus petite.

Au point de vue de la productivité du travail, il paraît beaucoup plus avantageux de fournir un travail de longue durée et un peu moins puissant, que de développer une puissance un peu plus grande, mais de courte durée. D'ailleurs, il ne faut pas perdre de vue que la puissance n'est que très peu diminuée chez les végétariens, et que le gain au point de vue du travail mécanique est énorme.

Relatons encore quelques autres particularités des courbes.

La résistance au travail se montre chez les végétariens non seulement dans la première courbe, mais aussi dans les courbes successives. C'est le phénomène qu'on appelle *fatigue rémanente* ou *accumulation de fatigue*. On laisse s'écouler entre deux courbes un court intervalle, deux minutes par exemple, comme dans nos expériences, et on étudie l'œuvre de la réparation accomplie pendant cet intervalle de repos. Il est surprenant de constater, que *deux minutes de repos sont suffisantes aux végétariens-hommes pour reconquérir la presque totalité de leurs forces*. Rien de semblable n'a jamais pu être constaté chez les non-végétariens, et le temps de réparation différant dans les différents pays, il a été reconnu égal dans nos expériences à dix minutes.

Nous en déduisons que *le vrai gain réalisé par les végétariens au point de vue de la résistance au travail, est encore bien plus considérable qu'il ne paraissait l'être*, car la réparation de la fatigue se fait chez eux beaucoup plus rapidement. Pour apprécier ce gain dans toute sa valeur, il aurait fallu évaluer la somme de travail pour une journée entière. Il nous a été impossible d'exiger un pareil dévouement de la part de personnes qui ont voulu se soumettre si obligeamment à nos expériences. Mais il suffit de constater que pareil fait existe pour trouver un nouvel argument en faveur du végétarisme.

Notons aussi ce fait intéressant que, dans l'accumulation de fatigue, *la valeur du quotient de fatigue* s'abaisse chez les végétariens, ainsi que le fait a été vu par J. Ioteyko depuis 1899 chez les carnivores.

2° Analyse mathématique des courbes ergographiques et conclusions physiologiques de cette étude

En étudiant l'action de différentes substances, telles que l'alcool, le sucre, la caféine (1), sur la courbe ergographique, on s'aperçoit que chacune de ces substances agit, non seulement sur la somme totale de travail mécanique, mais aussi sur la *forme* de la courbe, en lui imprimant des modifications caractéristiques. Comme les conditions physiologiques et chimiques du travail ont varié, on peut en déduire qu'elles se trouvent exprimées par les modifications graphiques de la courbe. Autrement dit, la modification graphique, géométrique de la courbe, qui peut être attaquée facilement par les méthodes mathématiques, servira de caractéristique et de mesure à ses déterminants, qui ne sont autres que les processus physiologiques et chimiques se déroulant lors du travail.

Quels sont les déterminants, les facteurs d'une courbe ergographique normale?

Commençons par l'étude mathématique des déterminants.

L'équation générale des courbes de fatigue a été trouvée par Ch. Henry et J. Ioteyko (2). Les déterminants de la courbe sont au nombre de *quatre* et portent en mathématique le nom de *constantes* ou *paramètres*. Le calcul montre que la courbe ergographique est une *parabole* de troisième degré, dont l'équation est :

$$\eta = \mathrm{H} - at^3 + bt^2 - ct.$$

η étant la hauteur de n'importe quelle contraction, H une constante qui est la hauteur de la contraction maximale, t le temps (c'est-à-dire le rythme des contractions, lequel, dans nos expériences, est égal à 2 secondes), a, b, c des constantes ou paramètres.

Cette loi mathématique veut dire que la courbe ergographique se trouve à chaque instant sous l'influence de trois facteurs (les constantes ou paramètres a, b, c), agissant pour leur propre compte. Parmi les constantes b est positive, c'est-à-dire qu'elle élèverait la courbe ergographique suivant le carré du temps ($+ bt^2$) si elle agissait seule. Les deux autres constantes sont négatives; la constante c, dans le cas où elle agirait seule, tendrait à faire abaisser la courbe proportionnellement au temps ($- ct$); et la constante a, agissant seule, tendrait à faire abaisser la courbe suivant le cube du temps ($- at^3$). Comme elles agissent toutes à la fois et d'une façon

---

(1) J. Ioteyko. *L'alcool, le sucre et la caféine et leur influence sur le travail musculaire* (*Revue de la Société scientifique d'hygiène alimentaire*, août-septembre 1905).

(2) Ch. Henry et J. Ioteyko. *Sur l'équation générale des courbes de fatigue* (*Comptes rendus de l'Académie des sciences de Paris*, 24 août 1903).

constante d'un bout à l'autre de la courbe, celle-ci est le résultat de l'action combinée de ces trois facteurs ou paramètres.

Les constantes ou paramètres sont définissables par des nombres. La constante H, qui est la hauteur maxima, est calculable immédiatement; le calcul des paramètres *a, b, c* est assez laborieux, mais essentiellement facile, car il n'exige que la résolution de trois équations du premier degré. D'ailleurs, ces calculs peuvent être accomplis par des spécialistes. Le rôle du physiologiste est de recueillir les courbes dans les meilleures conditions possibles. La grande difficulté mathématique consistait à touver l'équation; mais ce problème une fois résolu, il n'y a qu'à suivre une formule très simple pour calculer les paramètres.

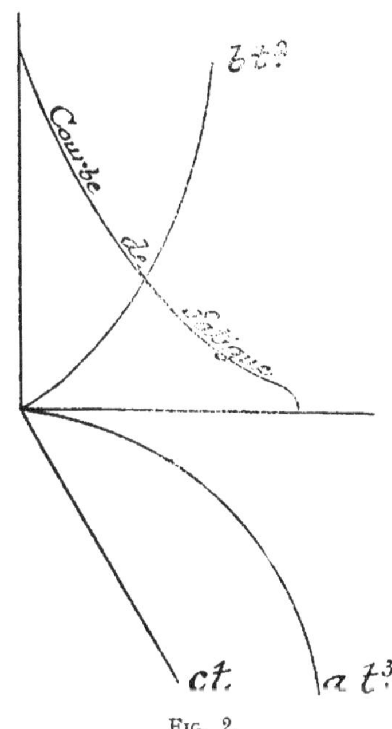

Fig. 2.
Schema montrant l'action des paramètres *a, b, c*, dans un ergogramme.

Abordons maintenant la signification physiologique qu'on peut donner aux paramètres. Dans un mémoire étendu, J. Ioteyko (1) a accumulé de nombreuses preuves qui montrent avec toute certitude que le paramètre positif *b* est dû à l'action des centres nerveux, dont l'effort grandit au cours du travail musculaire, pour lutter contre la paralysie qui envahit le muscle. La constante négative *c* doit être considérée comme proportionnelle à la perte de puissance due à la diminution des réserves disponibles d'hydrates de carbone.

La constante négative *a* est attribuée à l'usure des albuminoïdes et à l'intoxication du muscle par les toxines musculaires issues de la décomposition des matières albuminoïdes. Ce dernier paramètre est extrêmement petit, et on peut admettre que la décomposition des matières albuminoïdes, insignifiante au début du travail, grandit ensuite très vite avec le travail.

Nous ne pouvons nous arrêter sur toutes les preuves fournies par J. Ioteyko relativement au bien fondé de ses interprétations.

(1) J. Ioteyko. *Les Lois de l'ergographie; Étude physiologique et mathématique;* Lamertin, Bruxelles, 1904, 172 p.

Le lecteur trouvera tous les détails dans le mémoire mentionné. Disons seulement que toutes les expériences de vérification faites, soit avec différentes substances, soit avec la main droite et la main gauche, avec l'anémie du bras, etc., etc., ont montré d'une façon éclatante que les paramètres peuvent servir de mesure aux phénomènes physiologiques.

On peut maintenant se demander que deviennent les paramètres dans une courbe modifiée par l'action de l'alcool ou de la caféine, etc.? Disons tout d'abord que deux courbes ergographiques identiques graphiquement (par exemple chez la même personne travaillant dans des conditions identiques) sont aussi identiques au point de vue des paramètres. Mais tout changement dans la forme de la courbe entraîne nécessairement des modifications dans la valeur des paramètres. Si la modification par une substance donnée est caractéristique, il y aura une caractéristique mathématique servant à déterminer l'action de cette substance.

D'une façon générale, tous les ergogrammes à un seul point d'inflexion (et ils sont en très grande majorité) ont une même équation générale, mais *la valeur des paramètres change avec les individus et avec les conditions du travail* (en un mot avec toute modification dans la forme de la courbe).

Le point de départ de toute cette étude sur les végétariens a été le désir d'examiner la valeur de leurs paramètres, en supposant d'avance que le paramètre *a (toxines)* devait être chez eux diminué.

Nous avons soumis à l'examen mathématique les courbes de trois végétariens et nous les avons comparées aux courbes de sept omnivores, connues auparavant dans dix expériences. Ce nombre relativement restreint de courbes végétariennes s'est montré suffisant, car, comme nous l'avons indiqué, elles se ressemblent toutes.

Calcul des paramètres des courbes des carnivores.

	P	a	b	c	H
	k.				
M. Knops	4	0,0053360	0,273400	4,73000	65
M. Coclet	4	0,0003895	0,050990	2,77000	57
Gérard 1)	4	0,0005400	0,037140	1,00660	24
— 2)	4	0,0006230	0,040736	0,94806	22
Meulemans	4	0,0034405	0,062520	1,84680	72
Mlle Ioteyko 1)	3	0,0010060	0,055030	1,08390	23
— 2)	3	0,0059900	0,169900	2,70000	28,5
— 3)	3	0,0107000	0,029400	0,38500	33,5
— 4)	3	1,0016770	0,086850	1,96300	26
Mlle Dalebroux	3	0,0009441	0,055987	1,95000	36
Moyenne	3,5	0,00305461	0,0861953	1,938336	38,7

Calcul des paramètres des courbes des végétariens

	P	a	b	c	H
	k.				
Mme Arnold	3	0,00008900	0,019430	1,52700	54
Mlle Dedenne	3	0,00030300	0,036350	1,73600	40
M. Brun	4	0,00005300	0,013310	1,12900	41
Moyenne	3,3	0,00014830	0,023030	1,46400	31,66

Le résultat est tel que le raisonnement l'avait prévu.

Il y a une énorme diminution du paramètre a (toxines) *chez les végétariens ; il est environ vingt fois plus petit que chez les carnivores* (omnivores).

En même temps, on observe une modification dans la valeur des autres paramètres : le paramètre b est trois fois plus petit chez les végétariens que chez les carnivores, et le paramètre c est deux fois plus petit, avec une diminution de H, c'est-à-dire de la hauteur maximum.

Quelle signification faut-il accorder à ces modifications dans la valeur des paramètres?

L'énorme diminution du paramètre a chez les végétariens montre que chez eux le travail musculaire se fait avec une intoxication beaucoup moindre que chez les carnivores; l'intoxication est presque négligeable chez les végétariens et elle contribue très peu à la descente de la courbe.

La diminution du paramètre b chez les végétariens montre que leurs centres nerveux ne sont pas sollicités à une action très intensive pour déclancher la réponse motrice du muscle, ils sont moins excités que les centres nerveux des carnivores. Cette corrélation entre les paramètres a et b existe d'ailleurs dans toutes les conditions de l'expérience ergographique. Les paramètres a et b varient toujours dans le même sens (1). Toutes les fois que les toxines augmentent, les centres nerveux envoient des excitations plus fortes pour vaincre l'inertie du muscle, et inversement, les toxines diminuant, l'excitation nerveuse envoyée du muscle diminue aussi d'intensité. C'est *la loi de l'économie de l'effort* (J. Ioteyko), constatée auparavant dans toutes les conditions du travail ergographique, et qu'on retrouve aussi chez les végétariens. Ils travaillent avec plus de calme, car le muscle est en bon état de fonctionnement, exempt de toxines, et les centres nerveux eux-mêmes ne sont pas intoxiqués.

Quant à la diminution du paramètre c (usure des hydrates de carbone), il veut dire que la perte de puissance due à la diminution

(1) C'est-à-dire dans un sens opposé au point de vue physiologique.

des hydrates de carbone est moindre que la perte qu'on constate chez les carnivores. Les hydrates de carbone sont donc consommés plus lentement chez les végétariens que chez les carnivores, et, même si leur réserve n'était pas plus grande au début, elle dure plus longtemps.

De toutes façons, le muscle des végétariens travaille plus économiquement que le muscle des carnivores.

Les courbes des végétariens ne sont pas identiques aux courbes des carnivores après ingestion de sucre, et ceci a son importance. Il est vrai que les paramètres *a, b* et *c* diminuent aussi bien chez les végétariens par rapport aux carnivores, que chez les carnivores ayant ingéré du sucre, par rapport aux carnivores n'ayant pas ingéré du sucre. Mais le paramètre H augmente après l'ingestion du sucre alors qu'il est diminué chez les végétariens. Enfin, chez ces derniers la courbe s'allonge énormément, ce qui n'est pas le cas pour les mangeurs de sucre. — Pour déterminer tout à fait la courbe des végétariens, il y avait lieu d'introduire dans l'équation une nouvelle constante T, la durée de l'effort, point sur lequel il a déjà été insisté ailleurs (p. 164 du mémoire cité).

On peut dire, d'une façon générale, que les courbes des végétariens s'écartent assez sensiblement des courbes des carnivores. Elles rentrent, il est vrai, comme elles, dans la catégorie des courbes à un point d'inflexion et à paramètre *a, b, c,* mais, comme nous l'avons vu, le paramètre *a* et le paramètre *b* sont très petits. Nous savons que si le paramètre *c* existait seul, la courbe serait une ligne droite et serait due exclusivement à la combustion des hydrates de carbone (ainsi que le fait se produit pour la courbe de fatigue de la grenouille, excitée électriquement, c'est-à-dire sans l'intervention des centres nerveux). La courbe des végétariens n'est pas une droite, car les trois paramètres existent; néanmoins la courbe se rapproche d'une ligne droite, c'est-à-dire que *l'usure des albuminoïdes et l'intoxication par les déchets de la nutrition n'entrent que pour une très faible part dans le phénomène de la fatigue, et comme d'autre part les centres nerveux ne sont pas démesurément excités, le phénomène de fatigue est dû exclusivement à la combustion lente et régulière des hydrates de carbone disponibles.*

Nous ne saurions assez insister sur les conséquences physiologiques de ces constatations. La physiologie du travail musculaire des végétariens diffère notablement de celle des mangeurs de viande.

3° Force dynamométrique des végétariens comparée a celle des carnivores

Nous avons mesuré la force dynamométrique (au moyen du dynamomètre elliptique) chez un grand nombre de nos végétariens.

Le dynamomètre est composé d'un ressort en acier ayant la forme d'une ellipse; on place l'instrument dans la paume de la main, on l'entoure de ses doigts, et on serre de toutes ses forces, progressivement, sans à-coup. Une aiguille qui se meut sur un cadran gradué indique dans quelle mesure on a rapproché, par l'effort de pression, les deux branches du dynamomètre. Cet effort est évalué sur le cadran en kilogrammes (voir figure).

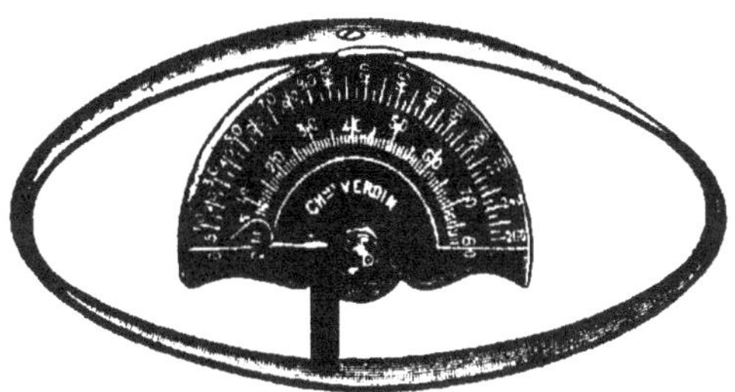

FIG. 3. — Dynamomètre elliptique.

Le cadran possède deux graduations; l'inférieure indique *la force de pression*, comme nous venons de le décrire. Mais on peut aussi mesurer la *force de traction* (évaluée par la graduation supérieure) en tirant l'instrument avec les deux mains suivant son grand axe.

Nous avons mesuré uniquement la force musculaire de pression (force des fléchisseurs des doigts), évaluée en kilogrammes au moyen de la graduation inférieure. Cette expérience nous paraissait intéressante. Si nous nous en étions tenus uniquement à l'examen ergographique, on aurait pu penser que les végétariens, bien que supérieurs aux carnivores au point de vue de la résistance au travail, leur sont peut-être inférieurs quand il s'agit d'exercer un effort intense et de courte durée. Nous avons donc comparé la force de pression au dynamomètre des végétariens avec celle des carnivores. Ces derniers avaient déjà été l'objet d'une étude publiée antérieurement (1). La comparaison a donc été faite, comme pour l'ergographe, avec des étudiants de l'Université de Bruxelles, jeunes gens jouissant de la plénitude de leurs forces. Nous avons dû dans les tables séparer les droitiers des gauchers. Ajoutons que tous les gauchers ergographiques ne sont pas nécessairement des gauchers dynamométriques.

---

(1) J. IOTEYKO. *Mesure de la force dynamométrique des deux mains chez 140 étudiants de l'Université de Bruxelles* (*Mémoires de la Société d'anthropologie de Bruxelles*, tome XXII, 1903-1904).

Tableau de la force dynamométrique des végétariens (droitiers).

(La force de pression est évaluée en kilogrammes.)

NOMS	DROITE	GAUCHE	NOMS	DROITE	GAUCHE
M. Deval	57	53	M. Van den Burgh	56	50
M. Herly	60	55	M. Verlon	45	42
M. Malbert . . .	60	44	M. Van de Haag.	52	47
Moyennes				55	48,5

Tableau de la force dynamométrique des végétariens.
(gauchers ou ambidextres).

(La force de pression est évaluée en kilogrammes.)

NOMS	DROITE	GAUCHE	NOMS	DROITE	GAUCHE
M. Baulin	44	45	M. Norman Jean.	40	47
M. Brun	38	43	M. Smets	45	45
M. Colin Alex . .	53	65			
Moyennes				44	49

Tableau de la force dynamométrique des végétariennes (droitières).

(La force de pression est évaluée en kilogrammes.)

NOMS	DROITE	GAUCHE	NOMS	DROITE	GAUCHE
Mme Arnold . . .	22	21	Mlle Limmer Mar.	21	19
Mlle Arnold . . .	24	22	Mlle Limmer Amé.	33	31
Mlle Charpentier .	28	26	Mlle Limmer Alice	36	34
Mlle Colin Lucile.	30	24	Mlle Moreau Lily.	31	28
Mlle Dendenne. .	28	22	Mlle Sokoloff. . .	33	25
Mlle Gratiflore . .	23	20	Mlle Vanden Schott	22	19
Miss K.	25	18			
Moyennes				27,4	23,7

Tableau de la force dynamométrique des végétariennes (gauchères ou ambidextres).

(La force de pression est évaluée en kilogrammes.)

NOMS	DROITE	GAUCHE	NOMS	DROITE	GAUCHE
Mme Amy Léonti.	25	31	Mlle Martens. . .	25	35
Mlle Evens Julia .	38	41	Mme Moreau . . .	22	22
Mme Vanden Schott	22	23			
Moyennes				26,4	31,2

Comparaison de la force dynamométrique des végétariens avec celle des carnivores.

VÉGÉTARIENS	k.	CARNIVORES	k.
Hommes droitiers, main droite .	55	Hommes droitiers, main droite .	51
Hommes droitiers, main gauche .	49	Hommes droitiers, main gauche .	43
Hommes gauchers, main droite .	44	Hommes gauchers, main droite .	43
Hommes gauchers, main gauche.	49	Hommes gauchers, main gauche .	51
Femmes droitières, main droite .	27	Femmes droitières, main droite .	27
Femmes droitières, main gauche.	24	Femmes droitières, main gauche.	22
Femmes gauchères, main droite .	26	Femmes gauchères, main droite .	25
Femmes gauchères, main gauche.	31	Femmes gauchères, main gauche.	28
Moyenne générale . . .	40	Moyenne générale . . .	37

Il est curieux de constater qu'on arrive à une identité presque complète des chiffres, avec une légère prédominance de force pour les végétariens.

Nous avons aussi examiné la force de 9 végétariens au moyen du *dynamomètre totaliseur de Ch. Henry* (1). Ce nouvel appareil consiste essentiellement en une poire sphérique de caoutchouc, remplie de mercure, qu'on saisit dans la main et qu'on presse lentement et continûment sans la lâcher jusqu'à épuisement complet. A la poire est adapté un tube vertical contenant du mercure. Sous la pression de la poire, le mercure dans le tube est soulevé plus ou moins haut; le mouvement est communiqué à une plume qui trace les pressions

(1) Ch. Henry. *Sur la mesure de l'énergie disponible par un dynamomètre totaliseur-enregistreur* (*C. r. de l'Acad. des sciences*, 20 mars 1905).

sur un cylindre de papier millimétrique et tournant à une vitesse de 1 millimètre à la seconde (voir figure 4) (1).

L'expérimentateur s'attache à obtenir et à conserver la pression maxima à chaque instant, jusqu'à épuisement. Une échelle mesure la pression en kilogrammes. Cette échelle a été calculée empiriquement, aussi les kilogrammes n'y sont pas proportionnels au déplacement.

Ce dynamomètre possède le grand avantage de supprimer la douleur qui est inévitable avec l'emploi du dynamomètre elliptique. L'absence de douleur permet non seulement de développer une force plus grande au début, mais permet aussi de maintenir l'effort jusqu'à l'épuisement complet.

L'aire enregistrée mesure le *travail statique* (produit de la pression moyenne par la durée de l'effort) des fléchisseurs des doigts.

Si l'on compare l'effort maximum donné au dynamographe totaliseur avec l'effort maximum donné au dynamomètre elliptique en acier, on constate que dans le premier cas on peut fournir un nombre plus grand de kilogrammes que dans le second; la différence atteint quelquefois le double.

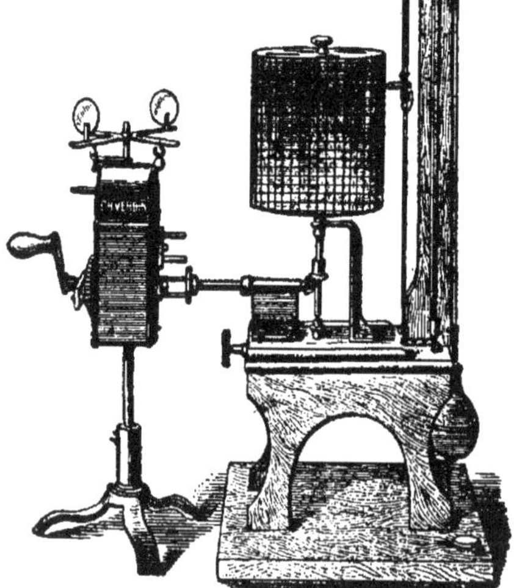

FIG. 4. — Dynamographe de Ch. Henry. A droite et en bas se trouve la poire remplie de mercure qu'on saisit dans la main et qu'on presse.

Si l'on compare les aires statiques enregistrées avec le nouvel appareil avec les aires statiques obtenues avec le dynamographe métallique à ressort, on constate que dans le premier cas, ces aires sont beaucoup plus longues et la décroissance de l'effort plus lente.

Mais la longueur de l'aire, la décroissance lente et régulière de l'effort s'observent chez les végétariens à un degré beaucoup plus

(1) CH. HENRY et J. IOTEYKO ont montré que pour connaître en kilogrammètres le travail de même dépense, c'est-à-dire l'énergie disponible de ces muscles, il suffit de diviser par 120 le nombre de kilogrammes-secondes représentés par l'aire statique.

accentué que chez les carnivores. L'appareil étant nouveau, il nous a été impossible de recueillir des observations nombreuses. Nous n'avons même pas calculé nos courbes, car le calcul en pourra être fait dans l'avenir, quand on possédera des courbes plus nombreuses chez les non-végétariens. Nous avons indiqué simplement l'échelle correspondant au calcul de kilogrammes à chaque instant de l'expérience.

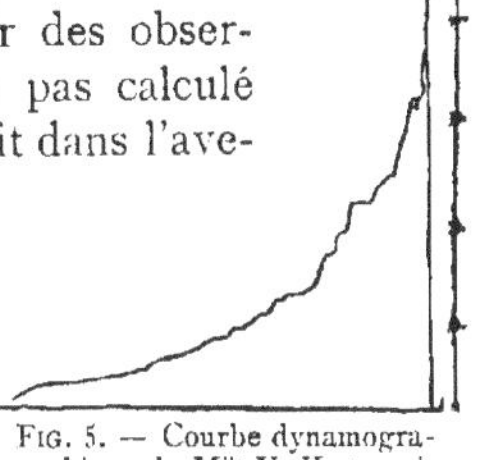

Fig. 5. — Courbe dynamographique de Mlle V. K. (carnivore). Réduction à la moitié de l'original.

Bien qu'incomplet, cet examen de la force statique se prononce tout en faveur des végétariens. Comme le travail ergographique, il mesure aussi l'endurance, mais dans le premier cas *il s'agissait du soulèvement répété d'un poids*, et dans le second *il s'agissait du soutien d'un poids*. Nous joignons à cet exposé deux dynamogrammes, l'un étant celui d'une végétarienne (Mlle Evens), l'autre de Mlle V. K., qui suivait encore le régime mixte au moment de ces expériences (voir figures 5 et 6).

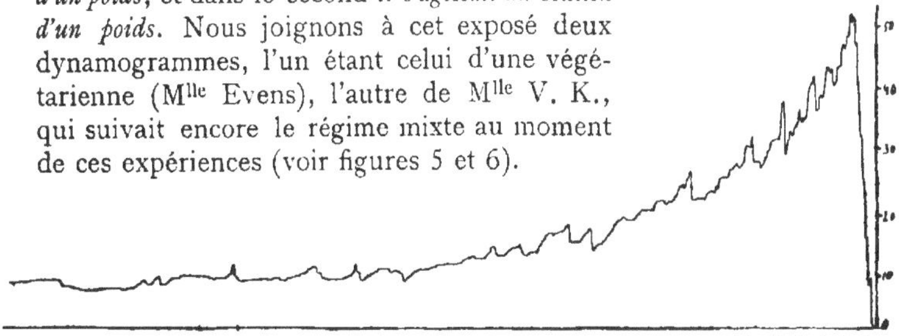

Fig. 6. — Courbe dynamographique de Mlle Evens (végétarienne). Réduction à la moitié de l'original.

III. — Spirométrie, Sensibilité, Corpulence.

Spirométrie. La *capacité vitale* a été examinée chez un certain nombre de végétariens au moyen du *spiromètre de Verdin.* On sait que Hutchinson a appelé capacité vitale la plus grande masse d'air que l'individu puisse faire sortir de la poitrine, après avoir fait au préalable une inspiration poussée à ses dernières limites.

Capacité vitale des végétariens mesurée au spiromètre de Verdin

NOMS	LITRES D'AIR EXPIRÉ	NOMS	LITRES D'AIR EXPIRÉ
M. Baulin . . .	4,50	Mlle Arnold . .	3,00
M. Deval Jean . .	4,00	Mlle Gratiflore. .	2,70
M. Smets Jean . .	3,35	Mlle Evens Julia .	3,10
M. Normann . .	3,95	Mlle Limmer Alice	3,00
M. Van den Burgh.	5,30	Mlle Martens Mar.	3,00
M. Colin Alexandre	3,30	Miss K. . . .	3,00
Moyenne hommes.	4,66	Moyenne femmes.	2,96

Nous voyons que la capacité vitale chez 6 hommes végétariens a atteint, en moyenne, le chiffre de $4^{l},66$; chez 6 femmes végétariennes elle atteint, en moyenne, un chiffre très voisin de *3 litres.*

La capacité vitale atteint en moyenne $3^{l},770$ (en Angleterre) chez l'homme adulte, de taille moyenne ; chez les Allemands elle atteint seulement $3^{l},300$. Elle est plus faible chez la femme.

Les végétariens présentent par conséquent une capacité vitale supérieure aux non-végétariens. Or, la mesure de la capacité vitale est un indice sûr de résistance ; on sait qu'elle augmente notablement par l'exercice musculaire prolongé (Marey). Ici encore, comme pour l'ergographe, les végétariens se sont comportés comme s'ils étaient bien entraînés.

Rappelons que dans le spiromètre de Verdin le volume d'air de l'expiration forcée est mesuré au moyen de deux cadrans ; la grande aiguille fait un tour de cadran par chaque litre expiré ; la petite aiguille de droite fait un tour par 10 litres. Il y a encore un troisième cadran à gauche, dont chaque tour correspond à 100 litres.

Pour connaître le volume d'air contenu dans le poumon, il faut faire une inspiration forcée et ensuite souffler de toutes ses forces dans l'embouchure du tube de caoutchouc adapté à l'appareil ; les aiguilles se mettent aussitôt en marche, et indiquent le volume d'air qui a passé en litres et centilitres (voir figure 7).

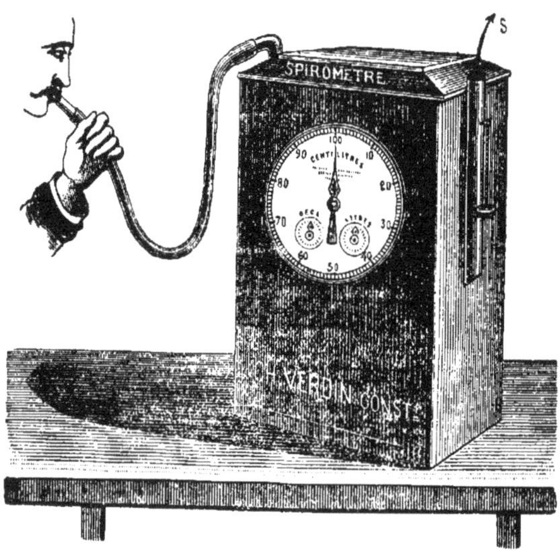

Fig. 7. — Spiromètre de Verdin.

Il faut après chaque expérience remettre les aiguilles à zéro.

Sensibilité. — Il serait dénué d'intérêt de donner des tables mesurant la sensibilité des végétariens. Il suffit de dire que leur sensibilité dolorifique et tactile a été trouvée normale. Nous avons entrepris ces expériences pour nous assurer s'il n'y avait rien de ce côté dépassant la norme.

Corpulence. — L'étude de la corpulence des végétariens présente un grand intérêt. Les idées les plus étranges circulent à cet égard. Les uns pensent que les végétariens sont d'une maigreur squelettique ; pour les autres, au contraire, le végétarisme prédispose à l'obésité.

On peut définir la corpulence par le quotient du poids du corps, exprimé en kilogrammes, par la taille exprimée en décimètres, en sorte qu'on a :

$$C = \frac{P}{H}$$

C étant la corpulence, P le poids du corps, H la taille. Quelle que soit leur taille et quel que soit leur poids, les hommes qui ont le même quotient $\frac{P}{H}$ rentrent dans le même type de corpulence (Bouchard). La corpulence de l'homme normal moyen est égale à 4,2. Chez la femme, la corpulence normale moyenne est plus faible et égale à 3,9.

Cette définition de la corpulence permet de dire à quel moment commence l'obésité ou le marasme. Un homme dont la corpulence est 4,6 n'est pas encore obèse, mais il l'est si C = 5,4. De même si C = 3,6 l'homme n'est pas encore maigre; mais lorsque sa corpulence est égale à 2,9, c'est le marasme.

Pour la femme, l'obésité commence avec la corpulence 5, et la maigreur est manifeste si le quotient $\frac{P}{H}$ tombe à 2,3. Cette manière d'exprimer la corpulence d'un sujet permet de régler la nutrition de telle manière que le quotient $\frac{P}{H}$ tend à devenir égal à 4,2 pour l'homme et à 3,9 pour la femme.

Examinons nos végétariens à cet égard.

Nous voyons, d'après les tables ci-contre, que la corpulence des végétariens-hommes atteint exactement le chiffre 4,2, considéré comme la moyenne de l'homme normal. Quant aux femmes, il est de 3,4 au lieu d'être de 3,9, c'est-à-dire que les femmes sont bien près de la corpulence moyenne, avec un peu en moins.

Donc, au point de vue de la corpulence, les végétariens se maintiennent à un niveau normal, ce qui correspond à un équilibre nutritif.

Corpulence des végétariens.

$$C = \frac{H}{P}$$

NOMS	POIDS	TAILLE	C
	kil.	m. c.	
M. le Dr Nyssens Ernest	76	1,76	4,4
M. Norman Jean	66	1,62	4,1
M. Van den Burgh	92	1,80	5,1
M. Malbert Camille.	80	1,74	4,7
M. Van de Haag	70	1,75	4,1
M. Herly	69	1,72	4,0
M. Deval Jean	68	1,82	3,7
M. Smets Jean	58	1,68	3,4
M. Colin Alexandre.	76	1,64	4,7
Moyenne de la corpulence			4,2

Corpulence des végétariennes.

$$C = \frac{H}{P}$$

NOMS	POIDS	TAILLE	C
	kil.	m. c.	
Mme Norman Aline	44	1,48	3,0
Mlle Limmer Alice	62	1,66	3,7
Mlle Evens Julia.	56	1,59	3,5
Miss K.	50	1,59	3,1
Mlle Gratiflore.	65	1,72	3,8
Mlle Martens Marie.	56	1,63	3,5
Mlle Colin Lucile	51	1,65	3,4
Moyenne des femmes.			3,4

IV. — Le temps de la réaction nerveuse étudié chez les végétariens.

On appelle *temps de la réaction nerveuse* (ou *équation personnelle*) l'intervalle qui s'écoule entre le moment de l'excitation d'un de nos organes sensoriels et le moment où le sujet exécute un mouvement volontaire en réponse à cette excitation. Suivant l'organe excité, les réactions peuvent être auditives, visuelles, cutanées, etc. Un individu qui touche une plaque de fer brûlante, enlève aussitôt la main ; il semblerait que le retrait de la main a coïncidé avec l'impression de douleur ; et pourtant, entre le moment de l'impression et le mouvement, il s'est écoulé un temps appréciable. Le temps total de cette réaction sensitivo-motrice, qui mesure la vitesse des processus psychiques et nerveux, peut varier dans d'assez larges limites, mais il est évalué en moyenne à 150 millièmes de seconde pour les excitations auditives et tactiles, et à 200 millièmes de seconde pour les excitations visuelles.

La *psychométrie* est donc cette partie de la psychologie expérimentale, laquelle s'occupe de la mesure de la durée des actes psychiques, au moyen de chronomètres très sensibles.

Ce temps total peut être décomposé de la façon suivante : 1° Excitation du nerf sensible à la périphérie et transmission centripète jusqu'aux centres; 2° le temps employé par l'acte central (perception de la sensation et impulsion motrice); 3° transmission de l'influx nerveux moteur le long des nerfs centrifuges depuis le cerveau jusqu'à la moelle; 4° transmission de l'influx nerveux moteur le long des nerfs centrifuges depuis la moelle jusqu'aux muscles et période latente (ou temps perdu) dans les muscles.

En prenant une moyenne de 150 millièmes de seconde pour la durée totale du temps de la réaction nerveuse, on attribue environ 100 millièmes de seconde, c'est-à-dire 1/10 de seconde pour le temps employé par l'acte central.

On peut aussi compliquer énormément les expériences, en y intercalant de nombreux processus psychiques, tels que jugement, raisonnement, association des idées, etc. Ces réactions compliquées deviennent beaucoup plus longues que les réactions simples; aussi, par élimination, est-il possible de calculer exactement la durée de chaque nouveau processus psychique surajouté.

Au point de vue de la dynamique des centres nerveux, il est profondément intéressant de connaître la durée des actes psychiques. Aussi avons-nous étudié chez plusieurs personnes végétariennes, prises un peu au hasard, le temps de la réaction nerveuse pour les réactions auditives.

L'instrument dont nous nous sommes servis pour cette étude est le *chronomètre électrique de d'Arsonval*. Un mouvement d'horlogerie actionne une aiguille à la vitesse de un tour par seconde; le cadran est divisé en cent parties; chacune de ces divisions étant elle-même divisée en deux on peut calculer le temps en 1/200 de seconde. L'aiguille reste immobile sur le cadran tant que le courant électrique (venu d'une pile) traverse l'appareil; au contraire, elle suit le mouvement d'horlogerie toutes les fois que le courant cesse de traverser l'électro-aimant. Le temps psychique sera mesuré par l'espace parcouru par l'aiguille entre l'ouverture et la fermeture du courant.

Voici comment les choses se passent pour les réactions auditives. Le signal sonore est donné par un petit marteau qui ouvre le courant en frappant un timbre; le sujet répond en rapprochant les deux extrémités de la presselle qu'il tient en main et dont le contact rétablit le courant. Le départ de l'aiguille du chronoscope coïncide donc avec le signal frappé par l'expérimentateur, et l'arrêt instan-

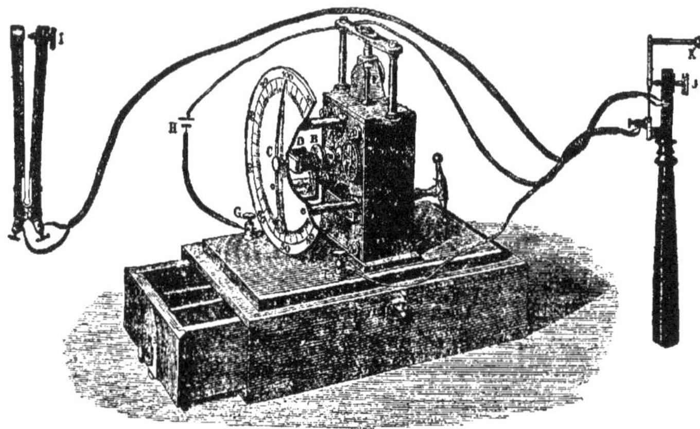

FIG. 8. — Chronomètre électrique de d'Arsonval donnant la mesure du temps en 1/200 de seconde. Le cadran est échancré pour laisser voir les électro-aimants *D*. A droite se trouve le petit marteau électrique *K*. En *H* se trouve la pile (non figurée). A gauche est la presselle (*I*).

tané de l'aiguille coïncide avec le mouvement du sujet d'expérience qui rapproche les deux branches de la presselle.

L'expérimentateur doit tenir le marteau à circuit fermé, sauf quand il frappe et ouvre ; le sujet doit au contraire tenir la presselle ouverte, sauf quand il répond en fermant le circuit pour arrêter l'aiguille.

Voici les résultats que nous avons obtenus :

		Moyenn^e
Mme Arnold	14, 15, 12, 16, 16, 15, 14, 15, 12, 16	14,5
Mlle Arnold	10, 13, 14, 12, 13, 14, 13, 12, 11, 10	12,2
Mlle Dedenne	17, 19, 13, 20, 19, 20, 21, 20, 10, 17	18,5
Mlle Charpentier . . .	15, 13, 14, 13, 13, 13, 13, 13, 13, 13	13,3
Mlle Sokoloff.	8, 8, 16, 16, 19, 19, 17, 17, 15, 17	15,2
Mme Vanden Schott . .	19, 13, 17, 18, 18, 14, 20, 19, 20, 18	17,6
Mlle Vanden Schott . .	16, 18, 12, 17, 19, 19, 17, 18, 19, 18	17,3
	Moyenne générale.	15,5

Le temps de la réaction nerveuse est chez les végétairens égal en moyenne à 15 1/2 centièmes de seconde (155 millièmes de seconde). Nous retombons ainsi dans les chiffres qui sont considérés comme la moyenne générale.

Nous concluons, qu'au point de vue de la rapidité des processus psychiques, les végétariens examinés ne présentent rien d'anormal. Il n'y a chez eux ni ralentissement ni accélération.

CONCLUSIONS ET VŒUX

Nous avons, à la fin de chaque chapitre, donné les principales conclusions scientifiques qu'il comporte. Mais nous croyons utile d'y revenir encore à d'autres points de vue et de formuler les conclusions dont nous n'avons pas eu l'occasion de parler.

1. — Le régime végétarien nous apparaît comme le moyen vraiment efficace pour combattre l'alcoolisme. L'alcoolisme disparaît... faute de nécessité ! Les végétariens n'ont pas soif et, d'autre part, ils n'éprouvent pas le besoin de ranimer leurs forces au moyen des excitants artificiels.

Il est intéressant de constater cette intégrité des forces physiques et intellectuelles des végétariens, qui emploient extrêmement peu ou pas d'aliments nervins. L'excitation naturelle du goût et de l'odorat, telle que leur procurent les fruits succulents, par exemple, est bien suffisante. Cette excitation est d'ordre *sensoriel*, mais elle n'agit pas à l'instar d'un poison des centres nerveux.

2. — Le régime végétarien donne la plus grande endurance au travail physique. La résistance des végétariens à la fatigue et leurs succès dans tous les sports et le tourisme sont généralement reconnus. Nos expériences ergographiques ont permis de donner l'explication du mécanisme de cette endurance. Elle est due à la diminution des toxines. Or, quand les toxines sont diminuées, les centres nerveux n'ont plus besoin d'envoyer des excitations par trop fortes au muscle. D'ailleurs, ils ne sont pas excités et intoxiqués eux-mêmes.

Le travail musculaire des végétariens peut durer deux ou trois fois plus longtemps que celui des mangeurs de viande (constatations à l'ergographe) ; il est beaucoup plus productif. En outre, le temps de la réparation de la fatigue est bien plus court chez les végétariens que chez les non-végétariens. **Le régime végétarien favorise donc au plus haut point le rendement de la machine humaine ;** le combustible végétal brûle sans laisser des résidus toxiques, véritables scories qui empêchent la continuation du travail et usent prématurément l'organisme. Il n'y a rien d'aussi désastreux pour l'organisme que de continuer un travail quand les muscles sont déjà fatigués ; or, c'est là le triste sort des mangeurs de viande. Les végétariens se fatiguent tardivement et la réparation de la fatigue est chez eux rapide.

Nous ne saurions trop insister sur l'importance *sociale* de ces constatations. Les hygiénistes et les sociologues devraient préconiser ce régime aux ouvriers, ou plutôt ils ne devraient pas les détourner de ce régime. Malheureusement, l'idée généralement répandue encore aujourd'hui, c'est que la viande est seule fortifiante. L'ouvrier transporté dans les villes perd ses habitudes de végétarien et dépense une grande partie de son salaire pour l'achat de la viande. Il est encouragé par les siens, qui désirent sauvegarder les forces du soutien de famille et, disons-le, il n'est que trop souvent encouragé par son médecin. Et c'est pourtant au médecin qu'appartiendrait de répandre les idées du végétarisme rationnel parmi la classe ouvrière. C'est le régime le plus fortifiant, le plus sain, qui donne la plus grande résistance au travail et qui est en même temps le plus économique. Il est économique à un double point de vue : parce que l'albumine végétale est beaucoup moins chère que l'albumine animale et aussi parce qu'avec ce régime l'ouvrier économise l'argent dépensé au cabaret.

Maintenant que la résistance à la fatigue des végétariens a été prouvée expérimentalement et avec toute la rigueur scientifique et pièces à l'appui (voir la planche), il ne sera plus permis de douter de leur supériorité musculaire non seulement dans les sports et le tourisme, mais aussi dans les travaux corporels auxquels sont astreints les ouvriers.

3. — Le livre récent du Prof. Russel-H. Chittenden *(Physiological Economy in Nutrition,* New-York, 1905), bien que n'étant pas fait en vue d'appuyer la doctrine végétarienne, est une importante contribution à la cause du végétarisme. L'auteur y établit expérimentalement, que pour entretenir notre corps il ne faut aucunement la quantité d'albumine que l'on recommande en général de consommer. La moitié moins d'albumine suffirait au bon entretien de la machine humaine. Or, en diminuant la consommation de la viande, un pays arriverait sans peine à faire vivre une population double ou triple de celle qu'il alimente en viande et légumes, avec la ration de viande actuelle. Tel serait le gain réalisé, même si l'on diminuait seulement la consommation de la viande. En la supprimant complètement et en cultivant la terre en céréales, on obtiendrait de la terre un rendement énergétique qui serait six fois plus grand qu'en viande grasse et dix-huit fois plus grand qu'en viande maigre. Déjà Mme Kingsford enseignait, il y a vingt ans, que le végétarisme, même avec le lait, le fromage et le beurre, permettrait à une nation semi-carnivore de nourrir trois à quatre fois plus d'habitants.

Ajoutons à ces données que le renchérissement de la viande est progressif; à cause de cette circonstance, la classe ouvrière a de la tendance à remplacer la viande de bonne qualité par de la viande de qualité inférieure, ce qui augmente considérablement sa nocivité.

Nous croyons que ces deux faits attribuables au végétarisme : *augmentation de la résistance au travail* et *diminution notable des frais d'entretien de la force produisant le travail* font du régime végétarien un des facteurs les plus importants du problème économique et social et pouvant contribuer dans un prochain avenir à sa solution.

L'illustre chimiste Berthelot avait eu l'idée de remplacer les denrées alimentaires par des pilules pouvant contenir des produits alimentaires obtenus artificiellement par synthèse. Il entrevoyait dans cette découverte la solution du problème économique le plus angoissant. On s'est recrié, que même le jour où pareille découverte serait possible, il n'y aurait personne à vouloir se nourrir de produits artificiels insipides et répugnants.

Mais la solution du problème au moyen du régime végétarien est bien plus rationnelle et satisfaisante. Laissons les pilules artificielles à un avenir lointain, alors que le régime végétarien se montrera insuffisant pour nourrir une population toujours grandissante. De nos jours, le régime végétarien, qui est le régime le plus naturel et le meilleur au goût, suffira amplement à tous les besoins.

4. — Nos expériences ont prouvé que les réactions nerveuses des végétariens ne sont pas plus longues que les réactions des non-végétariens, et ceci a une grande importance au point de vue des accidents de travail auxquels sont exposés les ouvriers.

Ainsi, on a remarqué que les accidents de travail sont plus fréquents le soir que dans la matinée. On sait, en effet, que sous l'influence de la fatigue, les réactions nerveuses deviennent plus longues. Or, un ouvrier qui a les réactions nerveuses plus lentes, pour n'importe quelle cause, sera plus exposé aux accidents; souvent un accident peut être évité en se garant à temps. Il y a donc grand intérêt pour l'ouvrier à ce que ses réactions nerveuses soient rapides.

Nous pouvons donc affirmer qu'un ouvrier végétarien ne sera pas plus exposé aux accidents de travail qu'un ouvrier non-végétarien, car nous avons pu constater que, par le fait du régime, il n'y avait pas de changement dans la durée des réactions. Mais, comme d'autre part, les végétariens se fatiguent moins que les non-végétariens, il est permis d'admettre qu'en réalité, *l'ouvrier végétarien sera moins exposé aux accidents de travail* qu'un ouvrier non-végétarien. C'est là une statistique qu'on pourrait faire facilement.

5. — Abordons maintenant la question du travail intellectuel. Nous ne saurions trop nous élever contre cette croyance assez générale que les travailleurs de l'esprit doivent consommer plus de viande que les ouvriers manuels. C'est plutôt le contraire qui est vrai. L'ouvrier des champs, vivant au grand air, oxydera mieux les albumines ingérées en excès que l'habitant des villes adonné au travail intellectuel et menant une vie sédentaire. Chez ce dernier, la désassimilation se fait mal et l'intoxication par le régime carné devient beaucoup plus grave.

Nous savons que, pour le travail musculaire, seul le *régime d'entretien* exige des albuminoïdes et que le *régime d'activité* ne demande qu'un surcroît d'hydrates de carbone. A plus forte raison, les albumines ne devraient faire partie du régime du *travail* intellectuel. En paraphrasant une parole connue de Bouchard, nous pouvons dire : *Nous ne voulons pas qu'on fasse du travail intellectuel avec de la viande.*

Rien ne vient démontrer la nécessité ou même l'utilité de la viande pour le travail intellectuel ; ceux qui croient à cette utilité partent d'un point de vue absolument erroné, en se basant sur quelques anciennes expériences, reconnues fausses aujourd'hui. D'ailleurs, s'il s'agit de phosphore, les œufs et le blé en contiennent autant que la viande.

Il est certes impossible de démontrer de quel côté se trouve la supériorité intellectuelle, du côté des carnivores ou du côté des végétariens, car il n'y a pas que le régime qui influe sur les facultés mentales ; ce sont avant tout les prédispositions individuelles, héréditaires et autres, dont le rôle est des plus important. Aucune statistique à cet égard ne pourrait apporter la lumière nécessaire, d'autant plus que dans les classes supérieures les végétariens sont en grande minorité.

Tout ce que l'on peut dire, c'est que le végétarisme est compatible avec la plénitude des facultés intellectuelles. On peut se baser sur les faits suivants :

a) Parmi les végétariens que nous avons examinés, il y avait des personnes adonnées aux travaux intellectuels, et elles sont unanimes à vanter les bons effets de ce régime au point de vue du rendement intellectuel ;

b) Le talent et même le génie ne sont pas rares parmi les végétariens (consulter à cet égard le livre du Dr Bonnejoy : *Le Végétarisme et le régime végétarien rationnel*, Paris, 1891) ;

c) Le temps de la réaction nerveuse, qui montre la vitesse des actes psychiques et qui est un des facteurs de l'intelligence, n'est pas chez les végétariens plus long que chez les non-végétariens ;

d) Au dynamomètre, qui est le type d'une action motrice intense et de courte durée, les végétariens ne se sont pas montrés inférieurs aux non-végétariens.

En conséquence, dans *les épreuves de résistance,* les végétariens sont supérieurs aux non-végétariens, dans les *épreuves de force* et *dans les épreuves de vitesse* ils leur sont égaux (1).

---

(1) Au moment de l'impression de ce travail nous prenons connaissance d'un intéressant article que publie le Dr Maurice de Fleury dans la *Revue.* Bien que n'étant pas végétarien, il a eu l'occasion de constater les mauvais effets d'un régime trop carné, et on peut appeler *trop carné* le régime habituel des villes. Il s'est placé surtout au point de vue de l'alimentation des travailleurs intellectuels.

On a beaucoup redit, écrit le distingué praticien, que les aliments les plus riches en phosphore étaient particulièrement secourables aux hommes adonnés aux travaux de l'esprit. L'observation clinique ne paraît pas corroborer cette idée

6. — Il ne faudrait pas croire que du moment que les bons effets du végétarisme ont été vantés par des médecins et étudiés expérimentalement, il ne reste plus rien à faire au point de vue scientifique pour la question du végétarisme. Des études extrêmement importantes, tant au point de vue chimique qu'au point de vue physiologique, se dressent devant nous.

La chimie alimentaire a montré que beaucoup de substances, reconnues comme aliments, étaient douées d'un pouvoir toxique considérable et devraient être, de ce fait, rejetées de l'alimentation. Mais l'analyse quantitative de ce pouvoir toxique n'a pas été faite. Ainsi, on a trouvé des purines dans beaucoup de produits et il a été possible de dresser une liste de ces produits suivant le degré de toxicité. Mais ceci est insuffisant; cette liste ne renferme qu'un petit nombre de produits et, d'ailleurs, le procédé n'est pas assez rigoureux. Il est nécessaire de faire l'analyse complète de toutes les den-

---

préconçue. On peut en dire autant des aliments azotés, considérés par nombre d'hygiénistes comme particulièrement utiles au travail cérébral. Maintes fois de Fleury a constaté que des travailleurs intellectuels, fatigués et littéralement intoxiqués par une nourriture excessivement riche en azote et en phosphore, se trouvaient admirablement bien d'un régime végétarien, ou même de la diète lactée poursuivie pendant plusieurs jours. Sous l'influence du lavage du sang que produit le régime du lait, ils voyaient renaître leur faculté de penser et leur puissance de travail, disparues depuis des semaines et des mois.

L'orientation spéciale de mes études ordinaires, dit plus loin le Dr de Fleury, m'a mis à même d'observer, d'une façon suivie, un assez grand nombre de personnes vivant de la vie intellectuelle. Elles sont venues me consulter à propos d'une crise de cette maladie, très répandue, qu'on nomme épuisement nerveux, neurasthénie, et qui n'est rien d'autre, au total, que la fatigue organisée, systématisée et prenant forme de maladie. Il a classé cent soixante deux observations, qui toutes relatent l'histoire de personnes adonnées aux travaux de l'esprit et menant la vie sédentaire.

Presque tous ces malades ont fait, à peu de choses près, le même récit de leur mal, ont accusé les mêmes misères : lassitude générale, troubles de la digestion, atonie intestinale, insomnie et, en outre, tout un ensemble de symptômes d'ordre psychique.

« Chez ces malades, que s'est-il passé pour que leur mentalité, pleine d'activité satisfaisante, se soit aussi profondément modifiée ?

» Sont-ils victimes d'un véritale surmenage, d'un excès de labeur ? En vérité, je n'en crois rien. Je ne possède pas une seule observation où le travail proprement dit puisse être scientifiquement invoqué comme cause principale du mal neurasthénique. L'inquiétude, les angoisses, les tourments, certaines façons trépidantes et anxieuses de travailler sont assurément plus nuisibles que le travail lui-même.

» Mais, dans l'immense majorité des cas, alors qu'il s'agit surtout de malades ayant dépassé la quarantaine, c'est un trouble de nutrition qui détermine la crise. C'est une véritable auto-intoxication qui, parésiant la vitalité du système nerveux central, détrempe le ressort cérébral et détermine ce fonctionnement alangui, dont nous observons les symptômes. »

L'enseignement pratique qui se dégage des observations cliniques c'est que la plupart des hommes de quarante ans et au-dessus, qui vivent confinés dans leur cabinet de travail, mangent plus qu'il ne conviendrait. Le Dr de Fleury arrive à *supprimer la viande de leur menu du soir* (voir plus bas les conclusions analogues rées alimentaires afin de déterminer *leur pouvoir toxique centésimal* (rapporté au poids de ces produits à l'état frais et à l'état sec).

Il existe aujourd'hui des tableaux, généralement répandus, qui montrent d'une part l'énergie chimique contenue dans les aliments et rapportée à leur poids et, d'autre part, le coût de cette énergie. Ces tableaux sont très significatifs, car il ressort clairement de leur examen que l'énergie chimique, puisée dans le règne végétal, est de beaucoup moins chère que l'énergie puisée dans le règne animal.

A côté de ces deux tableaux nous aimerions voir figurer un troisième. Il est vrai que, pour le dresser, il faut des recherches préliminaires assez longues et laborieuses, mais déjà les données acquises aujourd'hui permettent d'en tracer les grandes lignes. Ce tableau

---

du Dr Toulouse). Il faut renoncer à boire habituellement du vin et user du café et du thé d'une façon très modérée.

Nous pouvons souscrire entièrement à ces constatations et conclusions du Dr de Fleury, qui s'accordent si bien avec les résultats expérimentaux des travaux sur la fatigue, faits par l'une de nous.

Mais en lisant des observations aussi intéressantes et interprétées d'une façon si moderne, on ne peut s'empêcher de remarquer qu'il eût encore mieux valu *prévenir* l'éclosion de la neurasthénie et, en général, de la diathèse neuro-arthritique, en préconisant le végétarisme hygiénique, bien avant l'éclosion de la diathèse. Un pas en avant, et tous les médecins de l'envergure du Dr de Fleury et du Dr Toulouse seront forcément entraînés vers la doctrine végétarienne.

On ne verra plus alors apparaître des articles tels, comme par exemple celui du Dr Ernest Monin (publié par le *Soir*, de Bruxelles, du 19 mars 1907) : *Végétarisme*, où l'auteur, après avoir constaté « le décès de la *Réforme alimentaire*, organe du végétarisme », entretient le lecteur de propos non moins erronés. D'après lui, le régime végétarien entretient l'anémie de la misère, la déchéance vitale, la misère physiologique. Il ne tarde pas à amener l'obésité (elle n'est pourtant pas l'indice de la misère physiologique !?). Il constate la faiblesse de l'économie et la fréquence du lymphatisme chez les peuples frugivores, les nègres, par exemple. « Les ouvriers nourris avec des denrées végétales se sont montrés dans certains cas plus faibles que ceux nourris avec de la viande. Ne voyons-nous pas les Anglais, mangeurs de viande, opprimer les Irlandais, mangeurs de pommes de terre et les Indiens mangeurs de riz. Venez, après cela, nous citer les expériences de Fick et de Williscenus ! »

Le Dr Monin a entendu vaguement parler de ces expériences, comme il a vaguement entendu parler du végétarisme et de la *Réforme alimentaire*. Tout ceci appartient pour lui à un avenir bien lointain. L'unique excuse qu'on peut invoquer en sa faveur, c'est qu'il s'agit de la reproduction, par le *Soir*, d'un très ancien article. Or, les *Sociétés végétariennes* de tous pays sont à l'état florissant, la *Réforme alimentaire* est à sa onzième année d'existence, et les expériences de *Fick* ont été suivies de beaucoup d'autres, notamment de celles de *Chauveau*, qui a démontré dans des travaux devenus classiques que ce sont les hydrates de carbone qui constituent la source chimique de la force de nos muscles.

Il confond « l'alimentation végétarienne » avec une « alimentation insuffisante », et il est certain que la misère économique doit nécessairement entretenir la misère physiologique. A un malheureux qui meurt de faim, donnez de la viande; vous le verrez certainement reprendre des forces et revenir à la vie. Mais les problèmes de l'alimentation ne sont pas aussi simplistes que le croit le Dr Monin, et la meilleure formule alimentaire ne se trouve certainement pas du côté de l'alimentation carnée.

nous renseignerait sur le *pouvoir toxique des aliments*. On verrait alors de la façon la plus démonstrative que les produits qui sont les plus chers sont en même temps les plus toxiques ! Le public est loin de se douter que ce qu'il paye si cher dans la viande ce ne sont pas les substances alimentaires qu'elle renferme, mais bien ses poisons. Un tableau de ce genre rallierait au végétarisme ses plus grands adversaires.

De même, une analyse chimique détaillée devrait être faite de ces produits végétariens industriels qui tendent aujourd'hui à se répandre (Plasmon, Protéon, etc.). L'idée de suppléer à l'insuffisance des albumines contenues dans les produits végétaux par l'adjonction des albumines du lait ou d'autre provenance est excellente et mérite d'être répandue. Mais il faudrait être exactement fixé sur la valeur nutritive de ces produits ainsi que sur l'absence de tout pouvoir toxique.

Il est probable que dans l'avenir on trouvera le moyen d'extraire l'albumine pure de certains végétaux, dans lesquels elle se trouve mélangée aux purines et autres poisons (par exemple, l'albumine des légumineuses); peut-être même trouvera-t-on le moyen d'extraire l'albumine pure des viandes (sans nucléine). Ou peut-être arrivera-t-on à faire l'inverse, c'est-à-dire à extraire les toxines qui se trouvent dans certains produits, et alors ces derniers pourraient être livrés à la consommation.

Les hygiénistes ne reculeront certes pas devant ces manipulations, car s'il est indispensable de se préserver de la tuberculose bovine, du charbon, du botulisme et d'autres maladies et infections alimentaires, il en est de même à l'égard des purines qui tuent lentement, mais infailliblement.

Quoi qu'il en soit, il serait essentiel de savoir ce que nous pouvons manger et en quelle quantité, car certains produits reconnus toxiques ne le sont peut-être qu'à une dose très élevée et ne sont pas nuisibles pris en petite quantité. Ainsi, le doute est permis à l'égard des champignons, à l'égard des œufs et d'autres produits.

En voyant dans les magasins tant de produits alimentaires entassés et dont l'usage devrait être prohibé, le public pourrait croire qu'un terrible gaspillage va se produire s'il va falloir renoncer à tous ces produits qui se trouvent répandus si abondamment dans la nature. Mais il y a ici une erreur de raisonnement manifeste. Si tels produits se trouvent en abondance, c'est parce que l'homme en a fait la culture et l'élévage, et si les idées sur l'alimentation vont changer, d'autres produits viendront remplacer les premiers et certainement ne leur seront pas inférieurs au point de vue culinaire. Ce qui paraissait donc un sacrifice ne le sera que pour quelques personnes et pour un temps relativement très court.

7. — Reste le côté *pratique* de la question du végétarisme. Il y a à prendre en considération plusieurs points de vue. Le côté pratique

en est rendu assez difficile, car c'est encore un régime d'exception dans les villes.

Certaines personnes ont essayé du végétarisme et n'ont pas voulu continuer. Cet échec peut être dû à plusieurs causes. En premier lieu, tout changement dans nos habitudes s'accompagne d'un certain malaise. Si on nous transportait brusquement en Chine ou au Japon, la cuisine, même la plus luxueuse de ces pays, ne nous paraîtrait pas appétissante. En second lieu, la suppression brusque de la viande amène un certain affaissement à cause de la désintoxication (comme pour l'alcool et la morphine, seulement à un degré plus faible); cette dernière peut même être quelquefois dangereuse pour les personnes malades.

Quant aux personnes bien portantes, elles n'en seront pas gravement indisposées, mais ressentiront un certain malaise, qui leur fera croire que leurs facultés ont baissé. L'âge aussi y est pour beaucoup; il est certain qu'à un âge avancé on perd plus difficilement les habitudes acquises. Enfin, l'affaissement, le malaise peuvent être aussi dus à cette circonstance que le néo-végétarien ne remplace pas la viande absente par des produits végétaux équivalents au point de vue nutritif; il n'est donc pas suffisamment bien nourri. N'oublions pas que le menu d'un repas carné est chose facile, puisque la viande y fait les principaux frais. On n'a guère à se préoccuper de la ration alimentaire quand on suit le régime carné, car l'habitude a fixé un certain menu qui n'est jamais insuffisant. Celui qui abandonne l'usage de la viande se trouve tout d'un coup désorienté; aussi beaucoup de néo-végétariens et même quelques végétariens anciens sont-ils en déficit nutritif.

Mais il suffit de connaître les causes de cet affaissement pour savoir y remédier; le régime de transition doit être adapté à la constitution de chacun et dirigé par un médecin compétent.

Il est même probable que certaines personnes pourraient continuer à consommer un peu de viande sans danger pour leur santé, mais la quantité de viande devrait être soigneusement réglée par le médecin traitant. Il ne faut pas, en effet, perdre de vue qu'on est arthritique non seulement à cause des excès personnels, mais aussi par hérédité, et que souvent le moindre écart peut être extrêmement nuisible.

La viande devrait, comme l'alcool, être considérée comme un médicament. Dans certains cas exceptionnels, il faut prescrire l'usage de la viande en petite quantité, comme on prescrit l'arsenic et d'autres poisons. Mais ces cas où la viande est nécessaire deviendront de plus en plus rares et disparaîtront tout à fait avec l'extension du régime végétarien, car ils ne se rencontrent que chez les carnivores invétérés, dont la constitution est viciée par l'abus de la viande.

A ceux qui nous diront que les carnivores invétérés sont en majorité et que les idées conservatrices triompheront encore longtemps, nous répondrons qu'il est essentiel que le principe même soit admis comme une vérité incontestable. N'étant nullement sectaires, nous ne pouvons exiger de tout le monde de bannir à jamais la viande de leur menu. Mais ce que l'ancienne génération n'aura pu faire, la *nouvelle génération* sera en mesure de l'exécuter. Nous proclamons avant tout le **végétarisme par l'éducation,** comme on a proclamé dans d'autres circonstances la paix universelle par l'éducation. Ce qui paraît encore une utopie aujourd'hui, cessera de l'être demain, si les vœux suivants peuvent être réalisés :

1° Les parents, soucieux de l'état de santé de leurs enfants et, en général, des générations futures, devront diminuer ou même supprimer tout à fait la viande dans l'alimentation de leurs enfants ; ils n'auront qu'à se conformer au goût naturel des enfants, qui détestent, en général, la viande ;

2° Les écoles, dans les cours d'hygiène donnés aux enfants et aux instituteurs, devront contribuer à propager cette vérité, que la viande n'est pas l'aliment le plus fortifiant, mais qu'elle est très souvent nuisible pour certaines personnes et, comme le prix en est élevé, il est même préférable de s'en passer. Dire par quoi il faut la remplacer. Ce régime présente, en outre, un avantage incalculable dans l'éducation morale de l'enfant ; il ne crée pas un abîme entre les idées morales qu'on enseigne aux enfants et les événements de la vie quotidienne ;

3° Dans les écoles ménagères, il est essentiel d'apprendre aux jeunes filles la façon de préparer les plats végétariens, moins coûteux que la viande et plus appétissants ;

4° Il est indispensable de propager l'idée du *Végétarisme par l'éducation* soit en créant des *sociétés* destinées à ce but, soit en organisant des sections aux sociétés végétariennes déjà existantes ;

5° Afin de rendre le végétarisme accessible, il est indispensable de multiplier les *restaurants végétariens*. Il est également à souhaiter que les idées du végétarisme rationnel soient répandues au moyen de conférences, de cours et de brochures, afin d'en faire profiter avant tout la classe ouvrière, qui a tout à gagner en adoptant ce régime. Mais dans cette propagande il faut, avant tout, s'inspirer des nécessités pratiques.

Une grande partie de ce programme est déjà en voie d'exécution, grâce à l'activité des sociétés végétariennes ;

6° Il faut que le *médecin* devienne le propagateur dévoué de ces idées. Le médecin hésite encore, ne sachant quel chemin prendre. Et, pourtant, en rompant avec les anciennes traditions, et fidèles à la devise « mieux vaut prévenir que guérir », les médecins devraient s'engager résolument dans cette voie tracée par des maîtres tels que Huchard, Dujardin-Beaumetz, Lucas-Championnière, Robin, Armand Gautier et tant d'autres ! Qu'ils fassent preuve d'indépendance en abandonnant l'enseignement des physiologistes conservateurs.

De nos jours, le régime végétarien est devenu classique dans une foule d'affections; on peut affirmer que tout médecin doit nécessairement s'initier aux effets du régime végétarien, qu'il en soit partisan ou non. Toute recherche dans ce domaine doit donc forcément l'intéresser, car, pour décider des bons ou des mauvais côtés d'un régime, il n'est pas suffisant de se livrer à des considérations théoriques.

A la suite de notre *Rapport sur les végétariens,* présenté au *Ier Congrès d'hygiène alimentaire de Paris* (novembre 1906), le Dr Toulouse a consacré un article à la question du végétarisme publié dans le *Journal*, de Paris : *Faut-il être végétarien ?* (19 décembre 1906). Esprit indépendant et animé d'un souffle rénovateur, le Dr Toulouse a vanté les bons effets du végétarisme. « Il y a longtemps, » écrit le savant psychiâtre, « que j'ai supprimé la viande de mon repas du soir; et je m'en félicite. La digestion est plus facile et le sommeil est meilleur. Je conseille souvent cette pratique à mes malades et à mes amis, qui en sont satisfaits. Donc, — et ceci sera, si l'on veut, la règle de conclusion à retenir, — pas de viande le soir. Que les ménagères la biffent hardiment de leur dîner; elles réaliseront ainsi une économie, qui ne coûtera rien à la santé de la famille, au contraire. »

J. Ioteyko et V. Kipiani.

EXPLICATION DE LA PLANCHE

(Toutes les courbes ont été légèrement réduites)

FIGURE 1. — Courbe ergographique de Mme Arnold (végétarienne). — Poids à soulever, 3 kilogr. Nombre de contractions, 115; hauteur totale de l'ergogramme, 2080mm ; travail mécanique, 6kgm240.

FIGURE 2. — Courbe ergographique de Mlle Amélie Limmer (végétarienne). — Poids, 3 kilogr. Nombre de contractions, 178; hauteur totale de l'ergogramme, 2760mm ; travail mécanique, 8kgm280.

FIGURE 3. — Courbe ergographique de M. Verlon (végétarien). — Poids, 4 kilogr. Nombre de contractions, 151; hauteur totale, 2710mm; travail mécanique, 10kgm840.

FIGURE 4. — Courbe ergographique de M. Vanden Haag (végétarien). — Poids, 4 kilogr. Nombre de contractions, 160; hauteur totale, 2851mm; travail mécanique, 11kgm404.

FIGURE 5. — Courbe ergographique de Mlle J. I. (carnivore). — Poids, 3 kilogr. Nombre de contractions, 42; hauteur totale de l'ergogramme, 579mm; travail mécanique, 1kgm737.

FIGURE 6. — Courbe ergographique de Mlle V. K. (carnivore). — Poids, 3 kilogr. Nombre de contractions, 23; hauteur totale de l'ergogramme, 526mm; travail mécanique, 1kgm578.

FIGURE 7. — Courbe ergographique de M. Gérard (carnivore). — Poids, 4 kilogr. Nombre de contractions, 49; hauteur totale de l'ergogramme, 642mm; travail mécanique, 2kgm568.

FIGURE 8. — Courbe ergographique de M. Knops (carnivore). — Poids, 4 kilogr. Nombre de contractions, 36; hauteur totale de l'ergogramme, 1,374mm; travail mécanique, 5kgm496.

FIGURE 7. — Courbe ergographique de M. Coclet (carnivore). — Poids, 4 kilogr. Nombre de contractions, 44; hauteur totale de l'ergogramme, 926mm; travail mécanique, 3kgm704.

Imp. L. PATERNOTTE, 7, rue du Casino, Brux.

COURBES ERGOGRAPHIQUES

DES VÉGÉTARIENS ET DES MANGEURS DE VIANDE

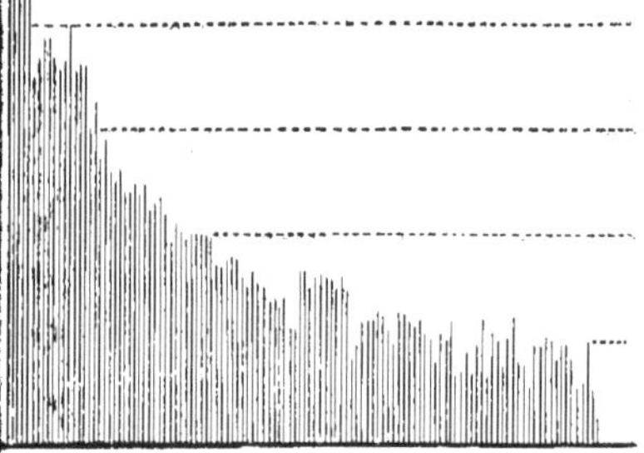

Fig. 1. — Courbe de Mme Arnold (végétarienne).

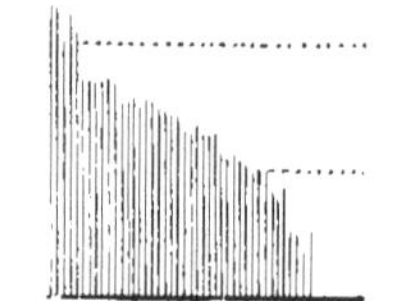

Fig. 5. — Courbe de Mlle J. I. (carnivore).

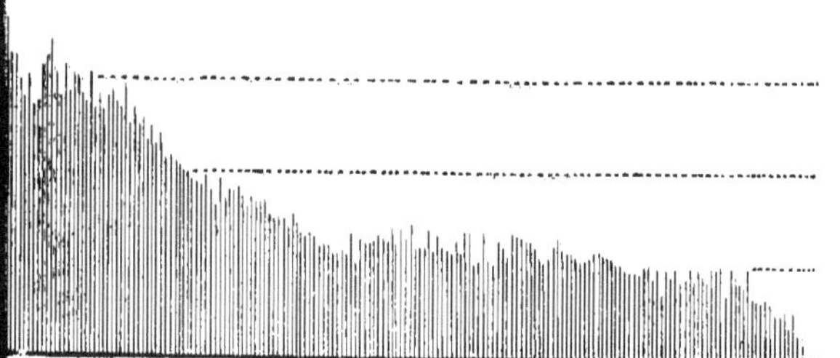

Fig. 2. — Courbe de Mlle Amélie Limmer (végétarienne).

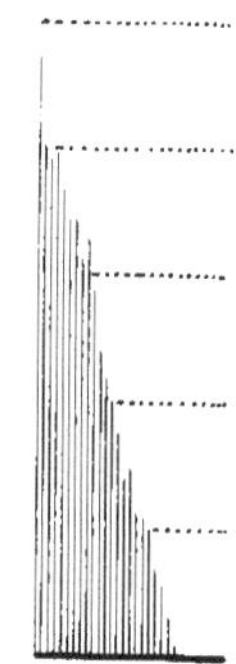

Fig. 6. — Courbe de Mlle V. K. (carnivore).

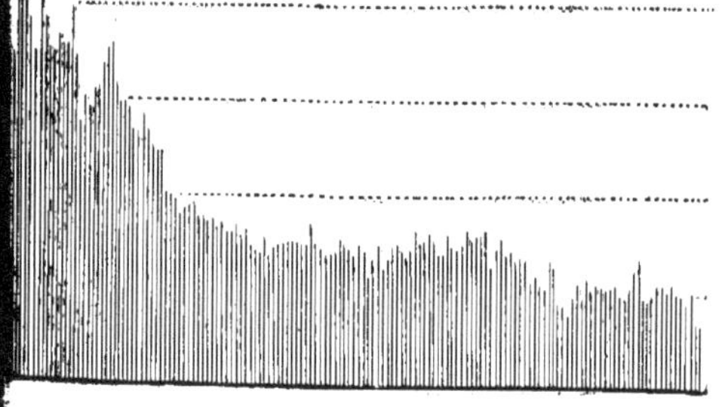

Fig. 3. — Courbe de M. Verlon (végétarien).

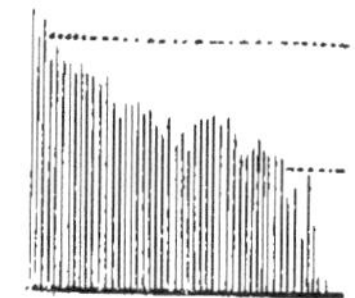

Fig. 7. — Courbe de M. Gérard (carnivore).

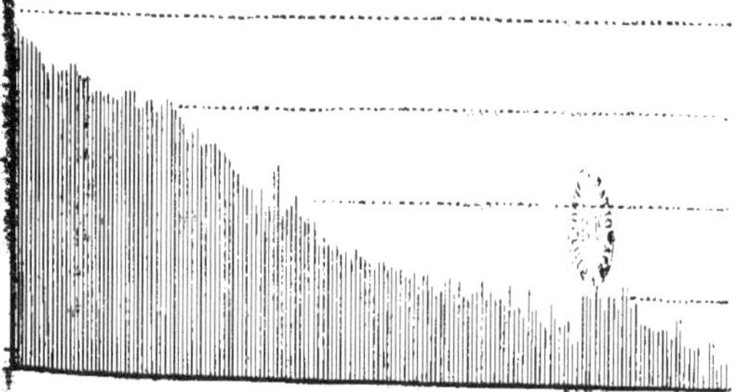

Fig. 4. — Courbe de M. Van den Haag (végétarien).

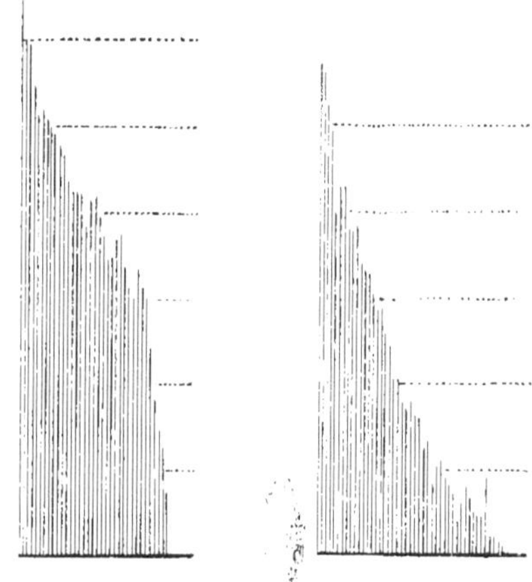

Fig. 8. — Courbe de M. [illegible] (carnivore).

Fig. 9. — Courbe de M. [illegible] (carnivore).

www.ingramcontent.com/pod-product-compliance
Ingram Content Group UK Ltd.
Pitfield, Milton Keynes, MK11 3LW, UK
UKHW021121260726
13994UKWH00002B/957